CHS
中国医疗保障
CHINA HEALTHCARE SECURITY

2021 中国医疗保障统计年鉴

国家医疗保障局 编

中国统计出版社
China Statistics Press

图书在版编目（CIP）数据

2021 中国医疗保障统计年鉴 / 国家医疗保障局编
. -- 北京 : 中国统计出版社, 2021.9
ISBN 978-7-5037-9578-7

Ⅰ. ①2… Ⅱ. ①国… Ⅲ. ①医疗保障－统计资料－中国－2021－年鉴 Ⅳ. ①R195.1-54

中国版本图书馆 CIP 数据核字(2021)第 157729 号

2021 中国医疗保障统计年鉴

作　　者/国家医疗保障局
责任编辑/钟　钰
执行编辑/张　洁
封面设计/李　静
出版发行/中国统计出版社有限公司
通信地址/北京市丰台区西三环南路甲 6 号　邮政编码/100073
电　　话/邮购（010）63376909　书店（010）68783171
网　　址/ http://www.zgtjcbs.com
印　　刷/河北鑫兆源印刷有限公司
经　　销/新华书店
开　　本/880mm×1230mm　1/16
字　　数/328 千字
印　　张/11　0.5 彩页
版　　别/2021 年 9 月第 1 版
版　　次/2021 年 9 月第 1 次印刷
定　　价/128.00 元

本书附同版本 CD-ROM 一张，光盘内容以书面文字为准。
如有印装差错，由本社发行部调换。

《2021 中国医疗保障统计年鉴》

编委会和编辑人员

编辑委员会

编辑工作人员

编者说明

一、《中国医疗保障统计年鉴》是一部反映中国医疗保障体系发展情况和医药服务发展情况的资料性年刊。全书收录了全国及31个省、自治区、直辖市的医疗保障事业发展情况和目前医药服务发展情况的统计数据以及相关历史年份的全国统计数据。本书为《中国医疗保障统计年鉴》2021卷，收编的内容截止至2020年年底。

二、全书分为9个部分，即基本医疗保险、生育保险、医疗救助、商业健康保险、医疗互助、长期护理保险、医药服务、人口经济社会统计和国际比较及港澳台。各章前设简要说明及主要指标解释，简要说明主要介绍本章的主要内容、资料来源、统计范围、统计方法以及历史变动情况。

三、资料来源

（一）数据主要来自年度医疗保障统计报表。2018年以前年度的医疗保障数据主要摘自人力资源和社会保障部的统计年鉴数据。

（二）医疗救助的数据来源于医疗保障统计报表、民政部协助提供的数据。

（三）商业健康保险的数据来源于中国银行保险监督管理委员会协助提供的统计数据。

（四）医疗互助的部分数据来源于全国总工会协助提供的统计数据。

（五）药品生产流通的部分数据来源于国家药品监督管理局协助提供的统计数据。

（六）卫生健康数据摘自《中国卫生健康统计年鉴》。

（七）人口和社会经济数据摘自《中国统计年鉴》和《中国卫生健康统计年鉴》。

四、统计口径

（一）除行政区划外，书中所涉及的全国性统计数据均未包括香港特别行政区、澳门特别行政区和台湾省数据。

（二）基本医疗保险分类：职工基本医疗保险、城乡居民基本医疗保险。

（三）除个别统计指标外，书中所涉及的新疆统计数据包含新疆维吾尔自治区及新疆生产建设兵团。

五、本年鉴部分数据由于四舍五入的原因，总数可能不等于组成部分的总和，所产生的计算误差，均未做机械调整。

六、符号使用说明：“-”表示无数字，“...”表示数字不详。

国家医疗保障局

目录

一、基本医疗保险篇

二、生育保险篇

三、医疗救助篇

四、商业健康保险篇

五、医疗互助篇

六、长期护理保险篇

七、医药服务篇

八、人口、经济、社会统计

附录：国际比较、港澳台

2020年全国医疗保障事业发展统计

2020年是新中国历史上极不平凡的一年，全国各级医疗保障部门坚持以习近平新时代中国特色社会主义思想为指导，贯彻落实党的十九大和十九届二中、三中、四中、五中全会精神，坚持稳中求进工作总基调，统筹疫情防控和医疗保障高质量发展，奋力夺取医保扶贫全面胜利，扎实做好“六稳”工作，全面落实“六保”任务，积极构建中国特色医疗保障制度框架，坚持不懈推进重大改革，实现医疗保障运行平稳，基金安全可持续，群众待遇稳步提升，中国特色医疗保障制度建设取得明显进展。

一、医疗保险

2020年末参加全国基本医疗保险[1]（以下简称基本医保）136131万人，参保率稳定在95%以上。2020年，全国基本医保基金（含生育保险）总收入24846亿元，比上年增长1.7%，占当年GDP比重约为2.4%；全国基本医保基金（含生育保险）总支出21032亿元，比上年增长0.9%，占当年GDP比重约为2.1%；全国基本医保基金（含生育保险）累计结存31500亿元，其中职工基本医疗保险（以下简称职工医保）个人账户累计结存10096亿元。

（一）职工基本医疗保险

1.参保人数持续增加。参加职工医保34455万人，比上年增加1530万人，增长4.6%。其中在职职工25429万人，比上年增长5.0%；退休职工9026万人，比上年增长3.7%。在职退休比为2.82，较上年上升0.04。

2012–2020年职工医保参保人员结构

单位：万人

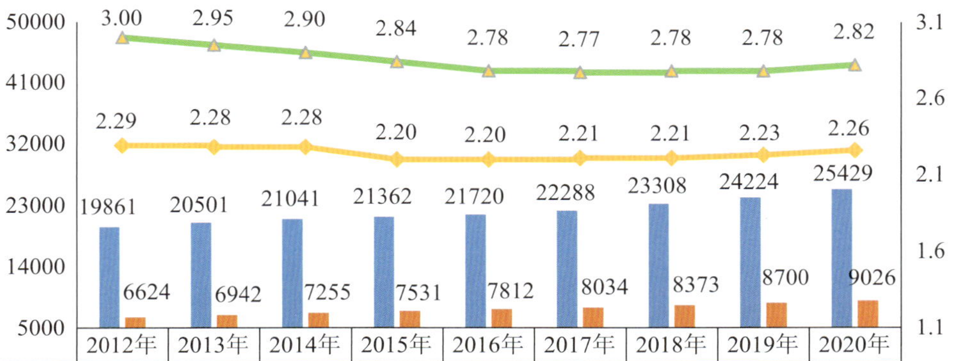

	2012年	2013年	2014年	2015年	2016年	2017年	2018年	2019年	2020年
在职参保人数	19861	20501	21041	21362	21720	22288	23308	24224	25429
退休参保人数	6624	6942	7255	7531	7812	8034	8373	8700	9026
在职退休比	3.00	2.95	2.90	2.84	2.78	2.77	2.78	2.78	2.82
剔除农民工在职退休比	2.29	2.28	2.28	2.20	2.20	2.21	2.21	2.23	2.26

企业、机关事业、灵活就业等其他人员三类参保人（包括在职职工和退休人员）分别为23317万人、6387万人、4751万人，分别比上年增加1050万人、155万人、325万人，分别占参保总人数的67.7%、18.5%和13.8%，构成比例与上年基本一致。职工医保统账结合和单建统筹参保人员分别为31735万人、2720万人，分别占职工医保参保总人数的92.1%和7.9%。

2020 年职工医保参保人员情况

单位：万人

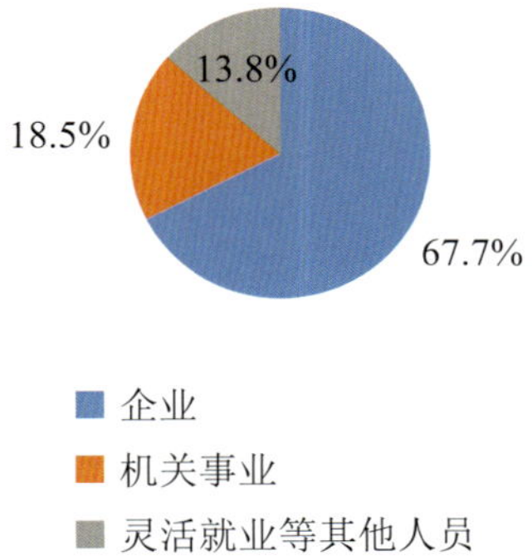

项　目	企业	机关事业	灵活就业等其他人员
2019 年	22267	6232	4426
2020 年	23317	6387	4751
2020 年增加	1050	155	325

2.基金收支规模基本稳定。2020 年，职工医保基金（含生育保险）收入 15732 亿元，比上年减少 0.7%[2]。基金（含生育保险）支出 12867 亿元，比上年增长 1.6%。2020 年，职工医保统筹基金（含生育保险）收入 9145 亿元，比上年减少 8.6%；统筹基金（含生育保险）支出 7931 亿元，比上年减少 0.1%；统筹基金（含生育保险）当期结存 1214 亿元，累计结存（含生育保险）15327 亿元。2020 年，职工医保个人账户收入 6587 亿元，比上年增长 12.8%；个人账户支出 4936 亿元，比上年增长 4.5%；个人账户当期结存 1650 亿元，累计结存 10096 亿元。

3.享受待遇人次减少。受疫情影响，2020 年就诊量同比上年有所减少。参加职工医保人员享受待遇 17.9 亿人次，比上年减少 15.6%。其中：普通门（急）诊 15.0 亿人次，比上年减少 16.7%；门诊慢特病 2.3 亿人次，比上年减少 8.8%；住院 0.5 亿人次，比上年减少 12.3%。

2012-2020 年职工医保享受待遇人次

单位：亿人次

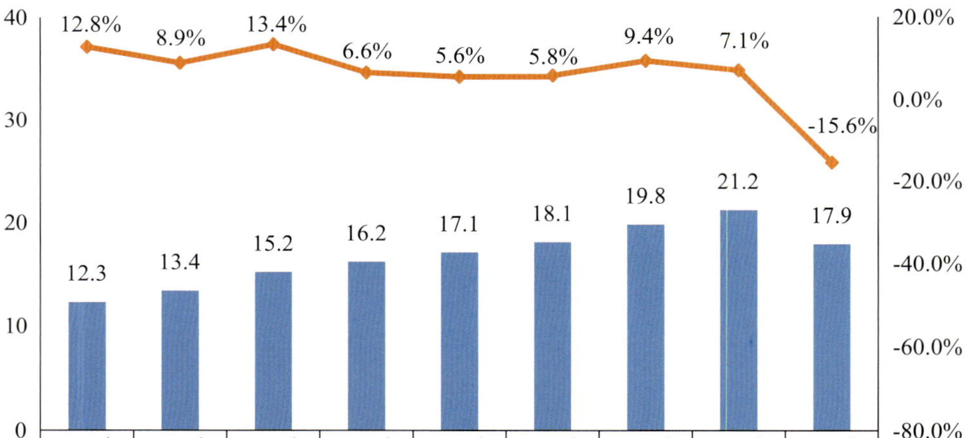

	2012年	2013年	2014年	2015年	2016年	2017年	2018年	2019年	2020年
享受待遇人次	12.3	13.4	15.2	16.2	17.1	18.1	19.8	21.2	17.9
增长率	12.8%	8.9%	13.4%	6.6%	5.6%	5.8%	9.4%	7.1%	-15.6%

2020 年，职工医保参保人员人均就诊 5.0 次，比上年减少 1.4 次；住院率 15.9%，比上年下降 2.8 个百分点。其中：在职职工住院率为 8.6%，比上年下降 1.5 个百分点；退休人员住院率为 36.0%，比上年下降 6.5 个百分点。

2012-2020 年职工医保次均住院费用和住院率

单位：元

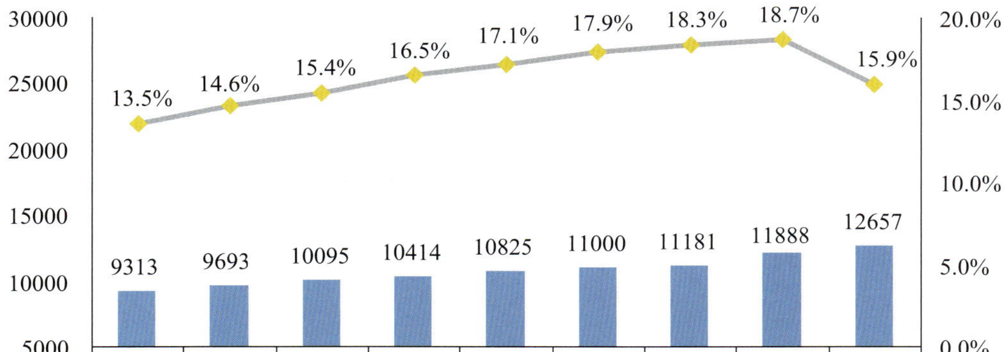

	2012 年	2013 年	2014 年	2015 年	2016 年	2017 年	2018 年	2019 年	2020 年
次均住院费用	9313	9693	10095	10414	10825	11000	11181	11888	12657
住院率	13.5%	14.6%	15.4%	16.5%	17.1%	17.9%	18.3%	18.7%	15.9%

4.次均住院费用持续增长。2020 年，全国职工医保次均住院费用为 12657 元，比上年增长 6.5%。

2012-2020 年职工医保次均住院费用和统筹基金支出

单位：元

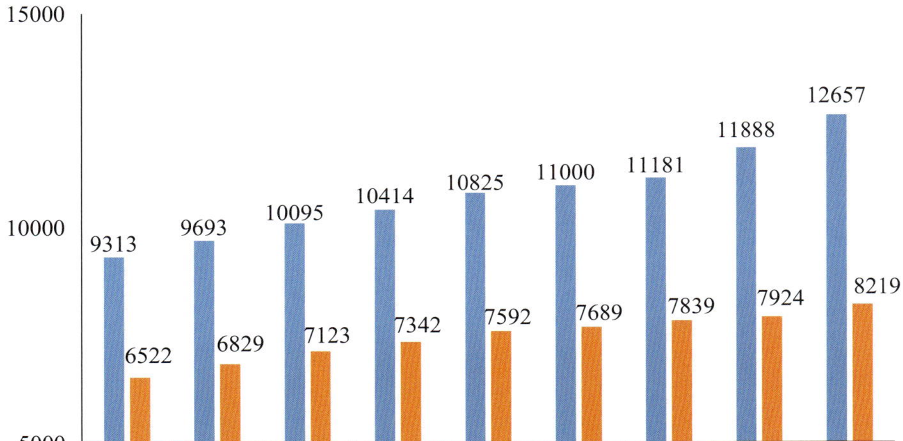

	2012年	2013年	2014年	2015年	2016年	2017年	2018年	2019年	2020年
次均住院费用	9313	9693	10095	10414	10825	11000	11181	11888	12657
次均统筹基金支出	6522	6829	7123	7342	7592	7689	7839	7924	8219

5.住院报销水平保持稳定。职工医保政策范围内住院费用基金支付 85.2%[3]。二级、一级以下医疗机构政策范围内住院费用基金支付分别为 86.9%、88.7%，分别高于三级医疗机构 2.6 个、4.4 个百分点。

2020 年职工医保各级医疗机构住院费用支付比例

级　别	政策内支付比例
全国平均	85.2%
三　级	84.3%
二　级	86.9%
一级及以下	88.7%

2020 年职工医保参保人员医疗总费用 13357 亿元[4]，比上年下降 4.6%，其中医疗机构发生费用 11281

亿元，个人账户在药店支出费用 2076 亿元。医疗机构发生费用中，退休人员医疗费用 6683 亿元，比上年下降 5.3%；在职职工医疗费用 4598 亿元，比上年下降 6.5%。

（二）城乡居民基本医疗保险[5]

1.参保人数略有减少。2020 年末，参加全国城乡居民基本医疗保险（以下简称居民医保）101676 万人，比上年减少 0.8%。其中成年人、中小学生儿童、大学生分别为 75010 万人、24610 万人、2056 万人，分别比上年增长-2.5%、4.6%、1.7%，分别占参保总人数的 73.8%、24.2%、2.0%。

2.基金收入规模不断扩大。2020 年，居民医保基金收入 9115 亿元，支出 8165 亿元，分别比上年增长 6.3%、-0.3%。2020 年，居民医保基金当期结存 949 亿元，累计结存 6077 亿元。2020 年，居民医保人均筹资 833 元。

2012-2020 年居民医保基金收支情况

单位：亿元

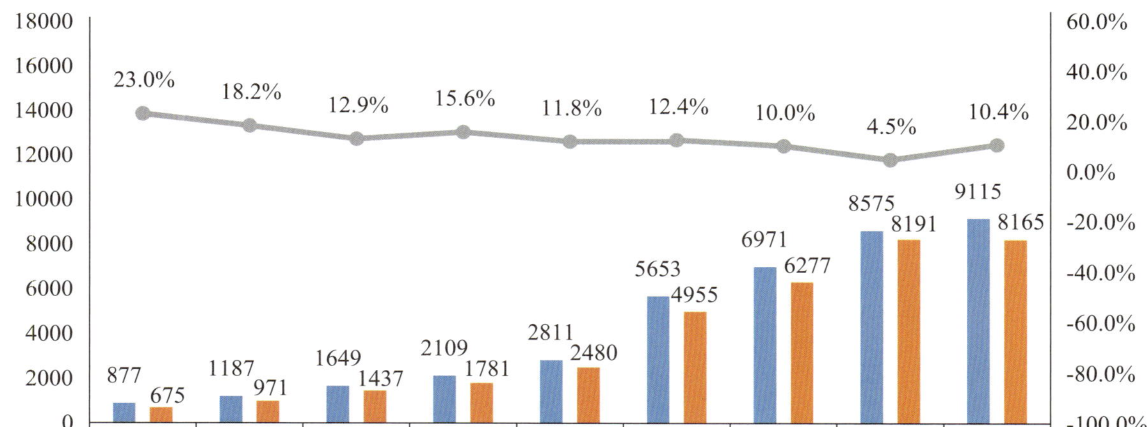

	2012年	2013年	2014年	2015年	2016年	2017年	2018年	2019年	2020年
基金收入	877	1187	1649	2109	2811	5653	6971	8575	9115
基金支出	675	971	1437	1781	2480	4955	6277	8191	8165
结余率	23.0%	18.2%	12.9%	15.6%	11.8%	12.4%	10.0%	4.5%	10.4%

3.享受待遇人次和医疗费用有所下降。受疫情影响，2020 年居民医保参保人员共享受待遇 19.9 亿人次，比上年降低 8.4%。居民医保人均享受门诊待遇 1.80 次，比上年减少 0.15 次。医疗费用 14080 亿元，比上年减少 2.3%。

2012-2020 年居民医保享受待遇人次

单位：万人次

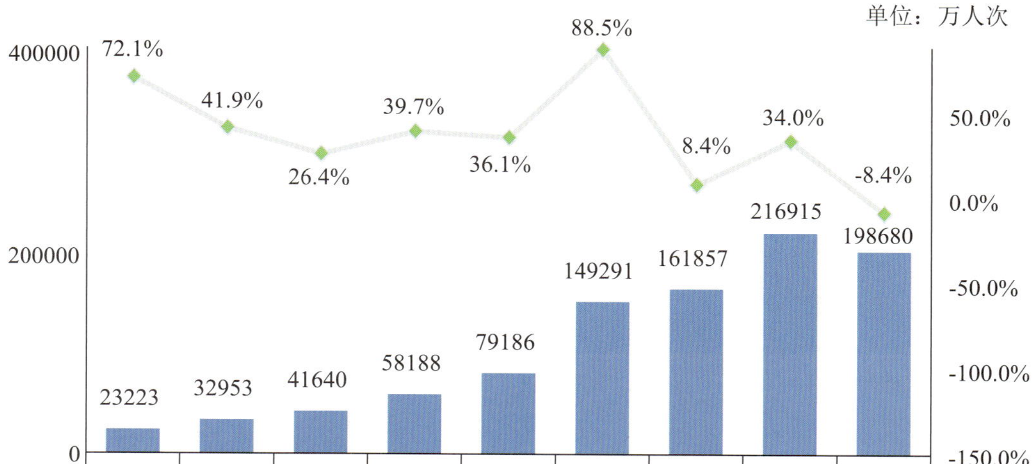

	2012年	2013年	2014年	2015年	2016年	2017年	2018年	2019年	2020年
享受待遇人次	23223	32953	41640	58188	79186	149291	161857	216915	198680
增长率	72.1%	41.9%	26.4%	39.7%	36.1%	88.5%	8.4%	34.0%	-8.4%

4.住院率有所下降。居民医保参保人员住院率为 15.1%，比上年降低 1.5 个百分点；次均住院天数 9.2 天，与上年持平；次均住院费用 7546 元，比上年增长 7.1%。其中在三级、二级、一级及以下医疗机构的次均住院费用分别为 13533 元、6464 元、3237 元，分别比上年增长 9.6%、6.4%、-1.3%。

2012-2020 年居民医保次均住院费用和住院率

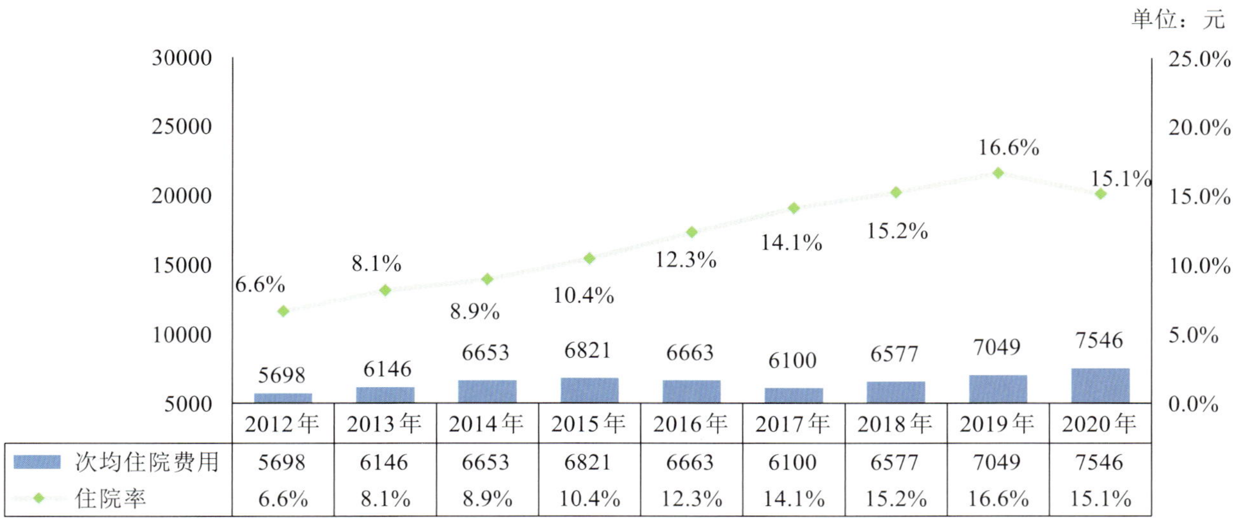

5.住院报销水平稳步提高。居民医保政策范围内住院费用基金支付 70.0%，比上年提高 1.2 个百分点。按医疗机构等级分，政策范围内住院费用基金支付分别为：三级 65.1%、二级 73.0%、一级及以下 79.8%。其中二级及以下医疗机构政策范围内基金支付 74.6%，比三级医疗机构支付比例高出 9.5 个百分点。

2020 年居民医保各级医疗机构住院费用支付比例

级　别	政策内支付比例
全　国	70.0%
三　级	65.1%
二　级	73.0%
一级及以下	79.8%

（三）生育保险

2020 年末，全国参加生育保险 23567 万人[6]，比上年增长 10.0%。享受各项生育保险待遇 1167 万人次，比上年增加 30.4 万人次，比上年增长 2.7%。生育保险人均生育待遇支出[7]为 21973 元，比上年增长 8.2%。

二、医疗救助和医保扶贫

2020 年，全国医疗救助基金支出 546.84 亿元，资助参加基本医疗保险 9984 万人，实施门诊和住院救助 8404 万人次，全国平均次均住院救助、门诊救助分别为 1056 元、93 元。2020 年中央财政投入医疗救助补助资金 260 亿元，比去年增长 6%，另外安排 40 亿元补助资金专门用于提高“三区三州”等深度贫困地区农村贫困人口医疗保障水平，安排 15 亿元特殊转移支付医疗救助补助资金。

2020 年全国农村建档立卡贫困人口参保率稳定在 99.9%以上。2018 年以来各项医保扶贫政策累计惠及贫困人口就医 5.3 亿人次，助力近 1000 万户因病致贫家庭精准脱贫。

三、医保药品目录

2020 年国家医保药品目录调整后，共新增 119 种药品进入目录，另有 29 种原目录内药品被调出目录。本次调整共计 119 种药品谈判成功，平均降价 50.6%。调整后的《国家基本医疗保险、工伤保险和生育保险药品目录（2020 年）》内西药和中成药总数为 2800 种，其中西药 1426 种，中成药 1374 种。目录内中药饮片 892 种。

四、药品采购

2020 年，全国通过省级药品集中采购平台网采订单总金额为 9312 亿元，比 2019 年下降 601 亿元。其中，西药（化学药品及生物制品）7521 亿元，中成药 1791 亿元，分别比 2019 年下降 594 亿元和 7 亿元。医保目录内药品在网采订单总金额中占比 86.5%，金额为 8052 亿元。

2020 年，开展第二、三批国家组织药品集中带量采购，共涉及 87 个品种，平均降价 53%。完成第一批集采首年约定采购周期，中选药品实际采购量达约定采购量 2.4 倍。开展国家组织冠脉支架集中带量采购，中选支架从均价 1.3 万元左右下降至 700 元左右。

五、医保支付改革

持续推进支付方式改革，在 30 个城市开展 DRG 付费国家试点工作，30 个试点城市全部通过模拟运行前的评估考核，进入模拟运行阶段；在 71 个城市开展区域点数法总额预算和 DIP 付费试点工作。

六、异地就医

2020 年，职工医保参保人员异地就医 4831 万人次，异地就医费用 1338 亿元。其中，住院异地就医 609 万人次，就医费用 1188 亿元。居民医保参保人员异地就医 3407 万人次，异地就医费用 2623 亿元。其中，住院异地就医 1535 万人次，就医费用 2505 亿元。

2020 年，全国住院费用跨省异地就医直接结算定点医疗机构数量为 44413 家；国家平台有效备案人数 771 万人。全年住院跨省异地就医 585 万人次，其中跨省直接结算 300.23 万人次，跨省直接结算医疗费用 742.80 亿元，基金支付 438.73 亿元。京津冀、长三角和西南五省区等 12 个先行试点省份普通门诊费用跨省直接结算累计达到 302 万人次，医疗总费用 7.46 亿元，医保基金支付 4.29 亿元。

七、医疗保障基金监管

持续开展打击欺诈骗取医疗保障基金专项治理，全年各级医保部门共检查定点医药机构 62.7 万家，查处违法违规违约医药机构 40.1 万家，其中解除医保协议 6008 家、行政处罚 5457 家、移交司法机关 286 家；各地共处理违法违规参保人员 2.61 万人，其中暂停结算 3162 人、移交司法机关 2062 人；全年共追回资金 223.1 亿元。

国家医保局共组织 61 个飞行检查组赴全国各省份开展现场检查，飞行检查组共现场检查定点医疗机构（含医养结合机构）91 家、医保经办机构 56 家、承办城乡居民医保和大病保险的商业保险公司 40 家，共查出涉嫌违法违规资金 5.4 亿元。

八、长期护理保险

2020 年，长期护理保险参保人数 10835.3 万人，享受待遇人数 83.5 万人。2020 年基金收入 196.1 亿元，基金支出 131.4 亿元。长期护理保险定点护理服务机构 4845 个。护理服务人员数 19.1 万人。

注：本公报中部分数据因四舍五入，总计与分项合计略有差异。

[1] 全国基本医疗保险含职工基本医疗保险、城乡居民基本医疗保险。生育保险基金并入职工基本医疗保险基金核算，不再单列生育保险基金收入，在职工基本医疗保险统筹基金待遇支出中设置生育待遇支出项目。

[2] 受疫情影响 2020 年 2-7 月全国多地实施阶段性减半征收职工医保单位缴费，累计减征约 1649 亿元，职工医保收入较上年下降。若剔除减征因素的影响，职工医保基金总收入（含生育保险）较上年增长 9.6%。

[3] 2019 年起政策范围内住院费用基金支付比例和实际住院费用基金支出比例计算口径调整，为基金支出全口径，将个人账户支出纳入基金支出统计，即基金支出为统筹基金、个人账户、补充医疗保险等其他基金支付之和。个人负担计算口径也相应调整，个人账户支出不纳入个人负担统计。

[4] 职工医保医疗总费用含在医疗机构普通门（急）诊费用、门诊慢特病费用、住院费用以及个人账户在定点零售药店支出费用。除此项外，其他职工医保有关费用和待遇等数据均不含定点零售药店发生费用。

[5] 2013 年起，各省按照国家要求整合城镇居民医保和新农合两项制度，建立统一的城乡居民医保，参保人、基本收支、人均筹资、享受待遇情况等受该因素影响较大。本公报中，除特别说明，城乡居民基本医疗保险 2018 年及以前相关指标数据均不含当年未整合的新农合。

[6] 生育保险参保范围为单位在职职工，不包括退休人员。

[7] 生育医疗费用和女职工生育津贴（产假、计划生育手术休假期间的替代性工资）。

1

基本医疗保险篇

简要说明

一、本章主要介绍全国及31个省、自治区、直辖市基本医疗保险事业发展情况。主要包括参保总体情况、基金总体情况；职工医保参保、受益、基金收入、费率水平、基金支出、待遇保障、基金结余情况；城乡居民医保参保、受益、基金收入、基金支出、待遇保障、基金结余情况；监管处罚情况等。

二、本章数据来源于医疗保障统计报表、《全国医疗保障事业发展统计公报》《中国劳动统计年鉴》等。

三、基本医疗保险分类：职工基本医疗保险、城乡居民基本医疗保险。

四、制度建立变迁和统计口径调整

1. 1998年12月，国务院发布《关于建立城镇职工基本医疗保险制度的决定》(国发〔1998〕44号)，开始在全国范围内进行城镇职工医疗保险制度改革。

2. 2002年10月，中共中央、国务院发布《关于进一步加强农村卫生工作的决定》，逐步建立新型农村合作医疗制度。

3. 2007年7月，国务院出台《关于开展城镇居民基本医疗保险试点的指导意见》(国发〔2007〕20号)，决定从当年起开展城镇居民基本医疗保险试点。

4. 2016年1月，国务院发布《关于整合城乡居民基本医疗保险制度的意见》(国发〔2016〕3号)，部署整合建立城乡居民医保制度。

5. 2018年7月，国家医保局、财政部、人力资源社会保障部、国家卫生健康委联合发布《关于做好2018年城乡居民基本医疗保险工作的通知》，要求2019年全国范围内统一的城乡居民医保制度全面启动实施，推进统一的城乡居民医保制度建立。

6. 2019年起，城乡居民基本医疗保险完成整合，统计数据包括城镇居民基本医疗保险和新型农村合作医疗。

7. 2019年3月，国务院出台《关于全面推进生育保险和职工基本医疗保险合并实施的意见》(国发〔2019〕10号)，全面推进生育保险和职工基本医疗保险合并实施。

8. 2020年3月，中共中央、国务院发布《关于深化医疗保障制度改革的意见》，形成"1+4+2"的总体改革框架，推动医保制度改革，加快建成覆盖全民、城乡统筹、权责清晰、保障适度、可持续的多层次医疗保障体系。

9. 2020年7月，国务院出台《关于推进医疗保障基金监管制度体系改革的指导意见》(国发〔2020〕20号)，推进医保基金监管制度体系改革。

主要指标解释

基本医疗保险参保人数 指报告期末参加职工基本医疗保险和城乡居民基本医疗保险人员的合计。

职工基本医疗保险参保人数 指报告期末按国家有关规定参加基本医疗保险实施统账结合和单建统筹的职工人数和退休人数合计。

城乡居民基本医疗保险参保人数 指报告期末参加城镇居民和农村居民基本医疗保险的人数。

职工基本医疗保险基金收入 指根据国家有关规定，由纳入职工基本医疗保险范围的缴费单位和个人，按国家规定的缴费基数和缴费比例缴纳的基金，以及通过其他方式取得的形成基金来源的款项，包括单位缴纳的社会统筹基金收入、个人缴纳的个人账户基金收入、财政补贴收入、利息收入、其他收入。

职工基本医疗保险基金支出 指按照国家政策规定的开支范围和开支标准从社会统筹基金中支付给参加基本医疗保险的职工和退休人员的医疗保险待遇支出，和从个人账户基金中支付给参加基本医疗保险的职工和退休人员的医疗费用支出，以及其他支出。包括住院医疗费用支出、门急诊医疗费用支出、个人账户基金支出和其他支出。

职工基本医疗保险累计结存　指截至报告期末职工基本医疗保险的社会统筹和个人账户基金累计结存金额。

城乡居民基本医疗保险基金收入　指根据国家有关规定，由纳入城乡居民基本医疗保险范围的个人缴费，以及通过财政补助方式取得的形成基金来源的款项。

城乡居民基本医疗保险基金支出　指按照国家政策规定的开支范围和开支标准从社会统筹基金中支付给参加基本医疗保险的城乡居民的医疗保险待遇支出。包括住院医疗费用支出、门急诊医疗费用支出和其他支出。

城乡居民基本医疗保险累计结余　指截至报告期末城乡居民基本医疗保险的基金累计结余金额。

实施统账结合的职工期末人数　指报告期末参加职工基本医疗保险并实施统账结合办法的职工人数（在经办机构建立个人账户并有单位或个人缴费记录），包括符合医疗照顾人员条件的职工人数。

单建统筹基金的职工期末人数　指报告期末参加职工基本医疗保险但未建立个人账户的职工人数。包括原劳动部门开展的大病医疗费用统筹的职工。

参加基本医疗保险的在职职工人数　指报告期末参加职工基本医疗保险的职工人数，包括符合医疗照顾条件的人员。

参加基本医疗保险的退休职工人数　指报告期末参加职工基本医疗保险的退休人员人数，包括符合医疗照顾条件的人员。

参加基本医疗保险人员的在职退休比　指参加职工基本医疗保险的职工中，在职职工人数与退休职工人数的比例。

企业、事业、机关　指在中华人民共和国境内依法注册、依法登记的机构类型，包括企业、事业、机关单位等。

灵活就业等其他人员参加职工医疗保险人数　指报告期末非全日制、暂时性和弹性工作等以灵活方式就业人员的参加职工基本医疗保险的人数。灵活就业人员指个体工商户及其帮工、自由职业者、失业后未终止社会保险关系等以个人身份参加社会保险的人员。

职工基本医疗保险享受待遇人次数　指年初至报告期末享受职工基本医疗保险待遇的人次数。

职工基本医疗保险普通门（急）诊就诊人次　指报告期内参加职工基本医疗保险人员在定点医疗机构普通门（急）诊就诊的人次数。

职工基本医疗保险普通门（急）诊医疗费　指报告期内参加职工基本医疗保险人员在定点医疗机构普通门（急）诊就诊发生的医疗费用的合计。包括基本医疗保险个人账户、统筹基金、公务员医疗补助资金、大额医疗费用补助资金支付和个人支付的医疗费用。

职工基本医疗保险门诊慢特病就诊人次　指报告期内参加职工基本医疗保险人员在定点医疗机构门诊大病（慢特病）就诊的人次数。

职工基本医疗保险门诊慢特病费用　指报告期内参加职工基本医疗保险人员在定点医疗机构门诊大病（慢特病）就诊发生的医疗费用的合计。包括基本医疗保险个人账户、统筹基金、公务员医疗补助资金、大额医疗费用补助资金支付、大病保险基金支付和个人支付等医疗费用。

职工基本医疗保险住院费用　指报告期内参加职工基本医疗保险的人员在定点医疗机构住院期间所发生的全部医疗费用的合计。包括基本医疗保险个人账户、统筹基金、公务员医疗补助资金、大额医疗费用补助资金支付、个人支付和个人自费的医疗费用。

职工基本医疗保险出院人次　指报告期内参加职工基本医疗保险的人员在定点医疗机构住院治疗出院（包括死亡）的人次数。

职工基本医疗保险住院床日　指报告期内参加职工基本医疗保险职工在定点医疗机构住院治疗累计住院床日数。

药店购药个人账户支付　按政策规定用个人账户基金支付参保人员在定点药店购药费用，含目录内和目录外。部分省市目录外费用也可用个人账户支付。

政策范围内住院费用报销比例 各项基金支付之和 ÷ 目录范围内的住院医疗费合计 × 100%

职工基本医疗保险住院统筹支付 指报告期内参加职工基本医疗保险人员在定点医疗机构住院期间所发生的医疗用按规定由统筹基金支付的金额。

职工基本医疗保险异地就医人数 指年初至报告期末本统筹地区职工基本医疗保险参保人员发生异地就医人数。

城乡居民参保人数 指报告期末，按照国务院《关于整合城乡居民基本医疗保险制度的意见》（国发〔2016〕3 号）规定，参加医保部门管理的城乡居民基本医疗保险（在经办机构参保登记并已建立当年缴费记录）的人数，由成年人和学生儿童参保人数构成。

成年人参保人数 指报告期末，参加城乡居民基本医疗保险的成年居民人数。

困难成年人参保人数 指报告期末，参加城乡居民基本医疗保险的成年人中，除按国务院规定享受财政补助的成年人以外的，由省及市县规定的纳入地方财政补助范围的其他成年困难居民人数。

中小学生儿童参保人数 指报告期末，参加城乡居民基本医疗保险的中小学生和少年儿童人数。

困难中小学生儿童参保人数 指报告期末，参加城乡居民基本医疗保险的学生儿童中，除按国务院规定享受财政补助的学生儿童以外的，由省及市县规定的纳入地方财政补助范围的其他困难学生儿童人数。

大学生参保人数 指报告期末，参加城乡居民基本医疗保险的在大中专院校学习的学生人数。

困难大学生参保人数 指报告期末，在参加城乡居民基本医疗保险的大学生人数中，由教育部门核定资格的纳入财政补助范围的困难人员数。

城乡居民基本医疗保险享受待遇人次数 指年初至报告期末按规定享受城乡居民基本医疗保险待遇的人次数。

城乡居民基本医疗保险普通门（急）诊就诊人次 指报告期内参加城乡居民基本医疗保险人员在定点医疗机构普通门（急）诊就诊的人次数。

城乡居民基本医疗保险普通门（急）诊费用 指报告期内参加城乡居民基本医疗保险人员在定点医疗机构发生的普通门（急）诊医疗费用合计。包括基本医疗保险统筹基金、其他补充保险支付和个人支付等费用。

城乡居民基本医疗保险门诊慢特病就诊人次 指报告期内参加城乡居民基本医疗保险的人员在定点医疗机构门诊大病（慢特病）就诊的人次数。

城乡居民基本医疗保险门诊慢特病医疗费 指报告期内参加城乡居民基本医疗保险的人员在定点医疗机构门诊大病（慢特病）就诊发生的医疗费用的合计。包括统筹基金、大病、其他补充和个人支付等费用。

城乡居民基本医疗保险出院人次 指报告期内参加城乡居民基本医疗保险的人员在定点医疗机构住院治疗出院（包括死亡）的人次数。

城乡居民基本医疗保险住院床日 指报告期内参加城乡居民基本医疗保险的人员在定点医疗机构住院治疗累计住院床日数。

城乡居民基本医疗保险住院医疗费 指报告期内参加城乡居民基本医疗保险的人员在定点医疗机构住院期间所发生的医疗费用的合计。包括基本医疗保险统筹基金、大病、其他补充保险和个人支付等费用。

城乡居民基本医疗保险异地就医人数 指年初至报告期末本统筹地区城乡居民基本医疗保险参保人员发生异地就医人数。

监管定点医药机构数 指报告期内医保部门监管医疗保障定点医疗机构、定点零售药店数的总数量。

1-1-1　全国基本医疗保险参保总体情况

年　份	参保总人数			
	总计（万人）	职工医保（万人）	城乡居民医保（万人）	新农合（亿人）
1998	1878.7	1878.7	-	-
1999	2065.3	2065.3	-	-
2000	3786.9	3786.9	-	-
2001	7285.9	7285.9	-	-
2002	9401.2	9401.2	-	-
2003	10901.7	10901.7	-	-
2004	20403.6	12403.6	-	0.8
2005	31682.9	13782.9	-	1.8
2006	56731.8	15731.8	-	4.1
2007	94911.4	18020.3	4291.1	7.3
2008	113321.6	19995.6	11826.0	8.2
2009	123447.0	21937.4	18209.6	8.3
2010	126863.0	23734.7	19528.3	8.4
2011	130543.2	25227.1	22116.1	8.3
2012	134141.3	26485.6	27155.7	8.1
2013	137272.5	27443.1	29629.4	8.0
2014	133346.9	28296.0	31450.9	7.4
2015	133581.6	28893.1	37688.5	6.7
2016	74391.5	29531.5	44860.0	-
2017	117681.4	30322.7	87358.7	-
2018	134458.6	31680.8	102777.8	-
2019	135407.4	32924.7	102482.7	-
2020	136131.1	34455.1	101676.0	-

注：2016年、2017年不含未整合的新农合参保，2018年起城乡居民医保数据含整合后的新农合参保。

1-1-2 2020年各地区基本医疗保险参保总体情况

单位：万人

地区	参保总人数		
	总计	职工医保	城乡居民
全国	**136131.1**	**34455.1**	**101676.0**
北京	2139.9	1741.6	398.3
天津	1164.1	618.4	545.7
河北	6938.8	1135.5	5803.3
山西	3245.1	716.4	2528.7
内蒙古	2183.9	553.0	1630.9
辽宁	3867.5	1588.4	2279.1
吉林	2461.9	529.8	1932.1
黑龙江	2827.0	876.4	1950.6
上海	1943.2	1587.2	356.0
江苏	7967.7	3102.3	4865.5
浙江	5556.5	2579.5	2977.0
安徽	6704.6	951.6	5753.0
福建	3840.5	893.1	2947.4
江西	4780.0	599.0	4180.9
山东	9697.8	2323.3	7374.5
河南	10349.5	1336.5	9013.0
湖北	5583.0	1136.9	4446.1
湖南	6731.8	989.8	5742.1
广东	10991.4	4578.1	6413.3
广西	5217.2	656.2	4561.0
海南	934.0	250.1	684.0
重庆	3266.7	767.0	2499.8
四川	8591.7	1875.9	6715.8
贵州	4194.4	475.5	3718.9
云南	4581.3	548.4	4032.8
西藏	342.8	50.4	292.3
陕西	3899.8	742.2	3157.5
甘肃	2590.4	361.9	2228.5
青海	563.3	108.5	454.7
宁夏	658.8	153.0	505.8
新疆	2316.8	629.1	1687.6

1-1-3 全国基本医疗保险基金总体情况

单位：亿元

年份	基金收入			基金支出			累计结存
	合计	职工	居民	合计	职工	居民	合计
1998	60.6	-	-	53.3	-	-	20.0
1999	89.9	-	-	69.1	-	-	57.6
2000	170.0	-	-	124.5	-	-	109.8
2001	383.6	-	-	244.1	-	-	253.0
2002	607.8	-	-	409.4	-	-	450.7
2003	890.0	-	-	653.9	-	-	670.6
2004	1140.5	-	-	862.2	-	-	957.9
2005	1405.3	-	-	1078.7	-	-	1278.1
2006	1747.1	-	-	1276.7	-	-	1752.4
2007	2257.2	2214.2	43.0	1561.8	1551.7	10.1	2476.9
2008	3040.4	2885.5	154.9	2083.6	2019.7	63.9	3431.7
2009	3671.9	3420.3	251.6	2797.4	2630.1	167.3	4275.9
2010	4308.9	3955.4	353.5	3538.1	3271.6	266.5	5047.1
2011	5539.2	4945.0	594.2	4431.4	4018.3	413.1	6180.0
2012	6938.7	6061.9	876.8	5543.6	4868.5	675.1	7644.5
2013	8248.3	7061.6	1186.6	6801.0	5829.9	971.1	9116.5
2014	9687.2	8037.9	1649.3	8133.6	6696.6	1437.0	10644.8
2015	11192.9	9083.5	2109.4	9312.1	7531.5	1780.6	12542.8
2016	13084.3	10273.7	2810.5	10767.1	8286.7	2480.4	14964.3
2017	17931.6	12278.3	5653.3	14421.7	9466.9	4954.8	19385.6
2018	21384.2	13537.9	7846.4	17822.5	10706.6	7115.9	23439.9
2019	23695.2	15119.8	8575.5	20206.7	12015.7	8191.0	27124.5
2020	24846.1	15731.6	9114.5	21032.1	12867.0	8165.1	31500.0

注：2007年以前基金收入为城镇职工基本医疗保险数据。
2007年及以后基本医疗保险基金中包括职工基本医疗保险和城乡居民基本医疗保险。
2020年职工基本医疗保险与生育保险合并实施，统一核算，与以往年度统计口径有差异。

1-1-4 2020年各地区基本医疗保险基金总体情况

单位：亿元

地区	基金收入			基金支出		
	合计	职工	居民	合计	职工	居民
全 国	**24846.1**	**15731.6**	**9114.5**	**21032.1**	**12867.0**	**8165.1**
北 京	1491.3	1380.5	110.8	1246.3	1167.0	79.3
天 津	370.4	324.3	46.1	340.4	294.7	45.7
河 北	998.4	511.8	486.6	868.9	410.6	458.3
山 西	497.9	278.4	219.5	438.2	233.6	204.6
内蒙古	396.8	257.0	139.9	310.1	197.0	113.1
辽 宁	757.7	544.1	213.6	626.9	474.6	152.3
吉 林	353.1	193.3	159.9	273.8	156.2	117.6
黑龙江	545.5	370.0	175.6	414.7	284.1	130.6
上 海	1318.1	1223.1	95.0	1041.8	959.9	81.9
江 苏	1798.5	1297.8	500.8	1584.9	1106.2	478.7
浙 江	1697.8	1221.1	476.7	1343.0	938.5	404.6
安 徽	803.2	326.9	476.3	735.4	286.6	448.8
福 建	624.8	377.7	247.1	554.5	314.6	239.9
江 西	623.8	248.3	375.5	555.8	202.5	353.3
山 东	1585.1	939.8	645.3	1457.1	868.4	588.7
河 南	1224.4	520.5	703.8	1106.6	426.7	679.9
湖 北	943.9	579.7	364.2	780.2	433.3	346.8
湖 南	894.9	416.2	478.7	800.1	339.9	460.2
广 东	2205.6	1647.2	558.4	1870.0	1380.0	490.0
广 西	680.9	282.3	398.7	607.4	233.6	373.9
海 南	152.5	95.4	57.1	130.3	77.4	52.9
重 庆	539.9	327.3	212.6	469.8	273.8	196.0
四 川	1356.5	779.4	577.2	1107.5	584.9	522.6
贵 州	534.3	220.5	313.7	431.1	174.4	256.7
云 南	685.2	341.0	344.2	571.1	259.9	311.2
西 藏	66.4	44.8	21.6	32.9	22.0	10.9
陕 西	630.7	343.8	286.9	469.6	264.2	205.4
甘 肃	343.3	159.5	183.9	284.0	125.0	159.0
青 海	126.1	83.3	42.8	96.8	64.6	32.2
宁 夏	121.3	75.1	46.3	99.5	60.3	39.3
新 疆	477.9	321.8	156.1	383.7	252.8	130.9

1-1-4 续表

单位：亿元

地区	当年结余			累计结存			
	合计	职工	居民	合计	职工医保统筹基金	职工医保个人账户	城乡居民
全 国	**3814.0**	**2864.6**	**949.4**	**31500.0**	**15327.5**	**10096.0**	**6076.5**
北 京	245.0	213.5	31.5	1353.8	1297.7	1.7	54.3
天 津	30.0	29.6	0.4	413.1	184.7	127.0	101.4
河 北	129.5	101.2	28.3	1183.4	556.9	365.2	261.3
山 西	59.7	44.9	14.9	567.6	170.0	262.1	135.6
内蒙古	86.8	60.0	26.8	506.6	248.1	160.6	97.8
辽 宁	130.8	69.5	61.3	769.7	284.7	285.1	199.9
吉 林	79.3	37.0	42.3	480.6	242.4	121.0	117.1
黑龙江	130.8	85.9	44.9	708.2	274.2	243.7	190.3
上 海	276.3	263.2	13.1	3207.5	1885.1	1298.4	23.9
江 苏	213.7	191.6	22.1	2303.5	998.5	1050.8	254.2
浙 江	354.8	282.6	72.2	2462.7	1467.8	755.9	239.0
安 徽	67.8	40.3	27.5	778.6	317.1	225.5	236.0
福 建	70.2	63.1	7.2	866.9	324.5	439.5	102.9
江 西	68.0	45.8	22.2	675.6	239.4	149.8	286.4
山 东	128.0	71.5	56.5	1665.7	977.6	252.2	435.9
河 南	117.8	93.9	23.9	1053.5	351.0	407.9	294.6
湖 北	163.7	146.4	17.3	933.7	254.8	401.7	277.2
湖 南	94.8	76.3	18.5	910.7	297.4	364.7	248.6
广 东	335.6	267.2	68.4	3664.6	2112.1	1068.9	483.7
广 西	73.5	48.7	24.8	860.2	214.5	235.4	410.3
海 南	22.2	18.0	4.2	222.1	167.8	9.9	44.4
重 庆	70.1	53.6	16.6	515.0	75.0	259.5	180.5
四 川	249.0	194.5	54.5	1943.1	978.9	482.7	481.5
贵 州	103.2	46.1	57.1	548.3	164.9	140.7	242.7
云 南	114.1	81.1	33.0	733.7	268.8	255.5	209.4
西 藏	33.5	22.7	10.7	147.7	106.6	30.4	10.7
陕 西	161.1	79.7	81.5	704.8	261.7	279.9	163.2
甘 肃	59.4	34.5	24.9	292.5	126.2	76.6	89.7
青 海	29.3	18.6	10.7	186.3	52.3	88.4	45.6
宁 夏	21.8	14.8	7.0	152.0	100.9	16.5	34.6
新 疆	94.3	69.1	25.2	688.6	326.0	238.7	123.9

1-2-1 全国职工基本医疗保险参保情况

(按参保模式分)　　单位：万人

年 份	统账结合模式人数	单建统筹模式人数
2012	23811.3	2674.3
2013	24783.5	2659.7
2014	25573.9	2722.2
2015	26007.2	2885.9
2016	26803.1	2728.4
2017	27619.7	2703.0
2018	29000.6	2680.2
2019	30234.9	2689.8
2020	31735.4	2719.7

1-2-2　2020年各地区职工基本医疗保险参保情况

(按参保模式分)　　单位：万人

地　区	统账结合模式人数	单建统筹模式人数
全　国	**31735.4**	**2719.7**
北　京	1741.6	0.0
天　津	474.6	143.8
河　北	1135.5	0.0
山　西	715.7	0.7
内蒙古	534.1	18.9
辽　宁	1346.2	242.2
吉　林	457.2	72.6
黑龙江	804.5	71.9
上　海	1587.2	0.0
江　苏	3100.1	2.1
浙　江	2574.0	5.5
安　徽	942.1	9.6
福　建	893.1	0.0
江　西	580.6	18.4
山　东	2273.0	50.4
河　南	1323.9	12.7
湖　北	1084.1	52.8
湖　南	951.8	38.0
广　东	2735.4	1842.8
广　西	652.2	4.0
海　南	250.1	0.0
重　庆	722.0	45.0
四　川	1858.5	17.5
贵　州	475.5	0.0
云　南	547.5	0.9
西　藏	50.4	0.0
陕　西	735.1	7.1
甘　肃	361.9	0.0
青　海	104.8	3.8
宁　夏	153.0	0.0
新　疆	569.9	59.3

1-2-3 全国职工基本医疗保险参保情况

(按在职退休分) 单位：万人

年　份	在职职工人数	退休人员人数	在职退休比
1998	1509.7	369.0	4.1
1999	1509.4	555.9	2.7
2000	2862.8	924.2	3.1
2001	5470.7	1815.2	3.0
2002	6925.8	2475.4	2.8
2003	7974.9	2926.8	2.7
2004	9044.4	3359.2	2.7
2005	10021.7	3761.2	2.7
2006	11580.3	4151.5	2.8
2007	13420.3	4600.0	2.9
2008	14987.7	5007.9	3.0
2009	16410.5	5526.9	3.0
2010	17791.2	5943.5	3.0
2011	18948.5	6278.6	3.0
2012	19861.3	6624.2	3.0
2013	20501.3	6941.8	3.0
2014	21041.3	7254.8	2.9
2015	21362.0	7531.2	2.8
2016	21720.0	7811.6	2.8
2017	22288.4	8034.3	2.8
2018	23307.5	8373.3	2.8
2019	24224.4	8700.4	2.8
2020	25428.8	9026.3	2.8

1-2-4 2020年各地区职工基本医疗保险参保情况

(按在职退休分) 单位：万人

地 区	在职职工人数	退休人员人数	在职退休比
全 国	**25428.8**	**9026.3**	**2.8**
北 京	1426.6	315.0	4.5
天 津	400.5	217.9	1.8
河 北	787.2	348.3	2.3
山 西	488.3	228.1	2.1
内蒙古	368.7	184.3	2.0
辽 宁	937.3	651.1	1.4
吉 林	329.5	200.3	1.6
黑龙江	484.6	391.8	1.2
上 海	1064.9	522.3	2.0
江 苏	2296.6	805.6	2.9
浙 江	2072.2	507.3	4.1
安 徽	684.3	267.3	2.6
福 建	722.0	171.1	4.2
江 西	385.9	213.1	1.8
山 东	1735.3	588.0	3.0
河 南	947.3	389.2	2.4
湖 北	797.8	339.2	2.4
湖 南	681.6	308.2	2.2
广 东	4030.5	547.7	7.4
广 西	478.6	177.7	2.7
海 南	183.6	66.5	2.8
重 庆	561.2	205.8	2.7
四 川	1364.3	511.7	2.7
贵 州	352.3	123.2	2.9
云 南	390.8	157.7	2.5
西 藏	39.4	11.1	3.6
陕 西	532.7	209.6	2.5
甘 肃	242.0	119.9	2.0
青 海	71.4	37.2	1.9
宁 夏	113.5	39.5	2.9
新 疆	458.4	170.7	2.7

注：在职退休比未剔除农民工。

1-2-5 全国职工基本医疗保险参保情况

（按单位类型分）

单位：万人

年 份	企业人数	机关、事业人数	灵活就业等其他人员人数
2012	18281.4	5490.7	2713.4
2013	18857.9	5600.8	2984.5
2014	19444.4	5704.9	3146.8
2015	19835.2	5785.8	3272.1
2016	20153.1	5896.3	3482.2
2017	20632.7	5959.9	3730.1
2018	21520.2	6118.7	4042.0
2019	22267.0	6231.9	4425.7
2020	23317.0	6386.7	4751.4

1-2-6　2020年各地区职工基本医疗保险参保情况

(按单位类型分)　　单位：万人

地　区	企业人数	机关、事业人数	灵活就业等其他人员人数
全　国	**23317.0**	**6386.7**	**4751.4**
北　京	1322.9	157.9	260.8
天　津	444.0	80.5	94.0
河　北	719.2	332.2	84.1
山　西	512.2	198.0	6.2
内蒙古	307.8	176.2	69.0
辽　宁	946.7	232.5	409.2
吉　林	336.7	156.1	37.0
黑龙江	511.1	199.2	166.1
上　海	1245.0	120.6	221.5
江　苏	2249.0	319.2	534.1
浙　江	1805.9	242.0	531.6
安　徽	588.9	228.3	134.4
福　建	653.1	167.2	72.9
江　西	386.0	195.5	17.5
山　东	1592.6	406.6	324.1
河　南	824.9	446.4	65.3
湖　北	693.0	235.0	209.0
湖　南	549.5	321.5	118.8
广　东	3748.2	333.4	496.6
广　西	358.5	226.5	71.3
海　南	178.2	51.7	20.1
重　庆	470.6	133.9	162.5
四　川	1026.5	400.3	449.2
贵　州	273.7	174.6	27.2
云　南	314.4	190.6	43.4
西　藏	18.4	32.1	0.0
陕　西	514.2	210.0	18.1
甘　肃	207.6	145.7	8.6
青　海	59.2	38.7	10.6
宁　夏	99.2	42.1	11.7
新　疆	360.2	192.3	76.7

注：部分数据实际值过小，因四舍五入的原因造成数据统计值为0.0。

1-2-7 全国职工基本医疗保险受益面情况

单位：万人次

年 份	享受待遇人次总数	普通门(急)诊就诊人次	门诊慢特病就诊人次	出院人次
2012	123301.0	108107.9	11707.7	3485.3
2013	134186.5	117814.1	12473.1	3899.3
2014	151871.7	133171.5	14421.3	4279.0
2015	162215.0	141266.0	16328.0	4622.0
2016	171140.7	148771.0	17423.3	4946.4
2017	181407.1	156833.9	19288.7	5284.6
2018	197788.8	170742.4	21408.9	5637.4
2019	212164.7	180584.6	25560.7	6019.4
2020	179053.3	150459.2	23316.3	5277.8

1-2-8 各地区职工基本医疗保险受益面情况

单位：万人次

地 区	享受待遇人次总数	普通门(急)诊就诊人次	
			退休人次
2019全国	**212164.7**	**180584.6**	**73958.5**
2020全国	**179053.3**	**150459.2**	**62718.4**
北 京	11565.5	11342.4	6428.9
天 津	6230.8	4924.7	2932.1
河 北	5609.2	4461.5	1702.7
山 西	3002.0	2419.0	781.2
内蒙古	1614.8	1219.8	393.5
辽 宁	5028.7	3663.4	1994.2
吉 林	1743.9	1270.7	560.5
黑龙江	2523.2	1787.6	770.6
上 海	14424.6	13844.8	9444.3
江 苏	22703.0	19457.3	7806.8
浙 江	31923.5	30425.6	11169.9
安 徽	3321.3	2467.5	873.9
福 建	4730.0	3681.8	1252.0
江 西	3103.5	2259.1	890.7
山 东	7026.2	4753.6	1961.0
河 南	3363.4	2365.1	845.1
湖 北	3507.1	2627.9	1062.1
湖 南	1776.5	1068.0	394.9
广 东	16084.2	13459.5	3463.8
广 西	2006.6	1436.4	452.5
海 南	115.2	0.0	0.0
重 庆	6498.3	5128.4	1875.7
四 川	8786.8	7032.0	2498.1
贵 州	1718.5	1294.5	405.8
云 南	3261.3	2528.0	722.0
西 藏	42.8	21.7	5.3
陕 西	2653.1	2279.7	806.7
甘 肃	912.3	686.4	305.2
青 海	595.7	539.6	168.3
宁 夏	876.9	677.6	269.0
新 疆	2304.6	1335.7	481.9

1-2-8 续表

单位：万人次

地区	门诊慢特病就诊人次		出院人次	
		退休人次		退休人次
2019全国	**25560.7**	**18757.2**	**6019.4**	**3632.3**
2020全国	**23316.3**	**17125.0**	**5277.8**	**3170.5**
北京	96.4	66.2	126.8	70.9
天津	1239.0	1019.1	67.1	48.5
河北	973.5	728.7	174.3	114.7
山西	482.5	346.3	100.5	63.5
内蒙古	301.0	207.0	94.0	59.6
辽宁	1094.8	844.4	270.5	194.9
吉林	380.5	260.4	92.6	58.2
黑龙江	583.4	375.1	152.2	99.4
上海	366.2	295.4	213.7	139.9
江苏	2767.0	2104.5	478.8	290.5
浙江	1126.9	701.1	370.9	180.8
安徽	703.0	529.8	150.8	96.5
福建	931.3	702.1	116.9	54.2
江西	723.1	551.2	121.4	80.5
山东	1912.4	1439.6	360.2	218.3
河南	747.5	554.8	250.9	161.8
湖北	681.3	521.4	197.9	123.7
湖南	492.5	394.7	216.0	139.8
广东	2187.7	1497.0	436.9	194.0
广西	449.4	307.6	120.8	71.3
海南	85.4	65.7	29.8	21.2
重庆	1209.0	905.9	160.9	102.7
四川	1415.0	1062.7	339.8	215.2
贵州	326.0	251.0	98.0	57.0
云南	601.5	415.7	131.9	82.8
西藏	14.2	10.0	7.0	2.6
陕西	226.2	148.0	147.2	92.5
甘肃	163.4	101.6	62.4	36.4
青海	36.2	22.3	19.9	12.1
宁夏	176.0	130.5	23.2	14.2
新疆	824.2	565.3	144.7	72.8

1-2-9 全国职工基本医疗保险基金收入情况

单位：亿元

年 份	基金总收入	统筹基金收入	个人账户收入
2007	2214.2	1332.6	881.7
2008	2885.5	1757.5	1128.0
2009	3420.3	2099.4	1320.9
2010	3955.4	2376.4	1579.0
2011	4945.0	3015.5	1929.5
2012	6061.9	3720.7	2341.2
2013	7061.6	4284.7	2776.9
2014	8037.9	4911.0	3126.9
2015	9083.5	5686.1	3397.4
2016	10273.7	6249.6	4024.1
2017	12278.3	7643.3	4635.0
2018	13537.9	8241.1	5296.7
2019	15119.8	9279.4	5840.3
2020	15731.6	9145.0	6586.6

注：2020年起职工基本医疗保险基金收入、支出及结余均包含生育保险。

1-2-10 各地区职工基本医疗保险基金收入情况

单位：亿元

地区	基金总收入	统筹基金收入	个人账户收入
2019全国	**15119.8**	**9279.4**	**5840.3**
2020全国	**15731.6**	**9145.0**	**6586.6**
北京	1380.5	961.8	418.7
天津	324.3	241.3	83.0
河北	511.8	283.5	228.3
山西	278.4	137.8	140.6
内蒙古	257.0	142.2	114.8
辽宁	544.1	312.4	231.7
吉林	193.3	113.2	80.1
黑龙江	370.0	214.2	155.8
上海	1223.1	766.1	457.0
江苏	1297.8	690.7	607.0
浙江	1221.1	759.1	462.0
安徽	326.9	177.8	149.1
福建	377.7	190.1	187.6
江西	248.3	153.3	95.0
山东	939.8	552.6	387.2
河南	520.5	279.9	240.6
湖北	579.7	324.3	255.4
湖南	416.2	225.8	190.4
广东	1647.2	938.2	709.0
广西	282.3	158.8	123.5
海南	95.4	70.0	25.4
重庆	327.3	152.0	175.4
四川	779.4	450.3	329.1
贵州	220.5	126.2	94.4
云南	341.0	180.9	160.1
西藏	44.8	29.4	15.4
陕西	343.8	181.6	162.2
甘肃	159.5	79.4	80.1
青海	83.3	25.6	57.7
宁夏	75.1	42.8	32.3
新疆	321.8	184.0	137.9

注：2020年起职工基本医疗保险基金收入、支出及结余均包含生育保险。

1-2-11 全国职工基本医疗保险费率水平

单位：%

年 份	费率(应缴/基数总额)	统账结合单位缴费划入个人账户比例
2011	9.0	27.6
2012	9.0	27.5
2013	9.3	27.1
2014	8.9	27.3
2015	9.1	26.8
2016	9.1	26.1
2017	9.0	25.8
2018	9.0	25.1
2019	8.9	28.1
2020	8.5	30.0

1-2-12 全国职工基本医疗保险基金结存情况

年份	当期结存				累计结存(亿元)		
	统筹基金		个人账户		统筹基金结存	统筹基金结存（剔除预缴）	个人账户结存
	结存额(亿元)	结存率(%)	积累额(亿元)	积累率(%)			
2007	463.5	34.8	199.1	22.6	1558.2	-	882.6
2008	608.5	34.6	257.4	22.8	2161.2	-	1142.4
2009	538.3	25.6	251.9	19.1	2661.1	2474.3	1394.1
2010	343.8	14.5	340.0	21.5	3007.0	3007.0	1734.1
2011	506.3	16.8	420.4	21.8	3517.8	3517.8	2165.3
2012	659.9	17.7	533.5	22.8	4186.8	4024.2	2697.5
2013	615.9	14.4	615.9	22.2	4806.5	4643.3	3322.9
2014	751.0	15.3	590.3	18.9	5537.2	5351.1	3912.6
2015	1031.8	18.1	520.2	15.3	6568.0	6384.0	4429.0
2016	1207.8	19.3	779.2	19.4	7772.1	7579.1	5199.6
2017	1880.3	24.6	931.1	20.1	9699.1	9699.1	6152.0
2018	1747.0	21.2	1084.3	20.5	11466.3	11371.8	7283.5
2019	1988.2	21.4	1115.9	19.1	13555.6	13478.2	8426.4
2020	1214.3	13.3	1650.3	25.1	15327.5	15283.1	10096.0

注：2020年起职工基本医疗保险基金收入、支出及结余均包含生育保险。

1-2-13　2020年各地区职工基本医疗保险基金结存情况

地区	当期结存				累计结存(亿元)		
	统筹基金		个人账户		统筹基金结存	统筹基金结存(剔除预缴)	个人账户结存
	结存额(亿元)	结存率(%)	积累额(亿元)	积累率(%)			
全　国	**1214.3**	**13.3**	**1650.3**	**25.1**	**15327.5**	**15283.1**	**10096.0**
北　京	213.3	22.2	0.1	0.0	1297.7	1297.7	1.7
天　津	24.7	10.2	4.9	5.9	184.7	184.7	127.0
河　北	48.7	17.2	52.5	23.0	556.9	556.9	365.2
山　西	13.6	9.8	31.3	22.3	170.0	169.9	262.1
内蒙古	29.7	20.9	30.3	26.4	248.1	247.4	160.6
辽　宁	34.8	11.1	34.7	15.0	284.7	283.1	285.1
吉　林	16.9	14.9	20.1	25.1	242.4	242.1	121.0
黑龙江	54.3	25.4	31.6	20.3	274.2	274.0	243.7
上　海	0.3	0.0	262.9	57.5	1885.1	1885.1	1298.4
江　苏	24.4	3.5	167.2	27.5	998.5	987.3	1050.8
浙　江	132.6	17.5	150.0	32.5	1467.8	1451.4	755.9
安　徽	14.7	8.3	25.6	17.2	317.1	316.0	225.5
福　建	10.3	5.4	52.8	28.1	324.5	323.9	439.5
江　西	22.3	14.5	23.5	24.8	239.4	238.8	149.8
山　东	15.2	2.8	56.2	14.5	977.6	977.1	252.2
河　南	16.7	6.0	77.2	32.1	351.0	351.0	407.9
湖　北	75.3	23.2	71.1	27.8	254.8	254.8	401.7
湖　南	29.9	13.2	46.4	24.4	297.4	297.4	364.7
广　东	84.5	9.0	182.8	25.8	2112.1	2107.8	1068.9
广　西	17.5	11.0	31.1	25.2	214.5	213.4	235.4
海　南	17.3	24.7	0.7	2.8	167.8	167.8	9.9
重　庆	12.3	8.1	41.2	23.5	75.0	75.0	259.5
四　川	127.1	28.2	67.4	20.5	978.9	973.4	482.7
贵　州	28.0	22.1	18.2	19.2	164.9	164.7	140.7
云　南	45.6	25.2	35.5	22.2	268.8	268.8	255.5
西　藏	18.1	61.7	4.6	30.0	106.6	106.6	30.4
陕　西	31.6	17.4	48.1	29.6	261.7	261.7	279.9
甘　肃	16.9	21.3	17.6	22.0	126.2	126.1	76.6
青　海	1.2	4.6	17.5	30.3	52.3	52.2	88.4
宁　夏	10.8	25.3	4.0	12.3	100.9	100.9	16.5
新　疆	25.8	14.0	43.3	31.4	326.0	326.0	238.7

注：部分数据实际值过小，因四舍五入的原因造成数据统计值为0.0。

1-2-14 全国职工基本医疗保险基金支出情况

单位：亿元

年 份	基金总支出	统筹基金支出	个人账户支出
2007	1551.7	869.1	682.6
2008	2019.7	1149.0	870.7
2009	2630.1	1561.1	1069.0
2010	3271.6	2032.6	1239.0
2011	4018.3	2509.1	1509.1
2012	4868.5	3060.8	1807.7
2013	5829.9	3668.9	2161.1
2014	6696.6	4160.0	2536.6
2015	7531.5	4654.3	2877.2
2016	8286.7	5041.8	3244.8
2017	9466.9	5763.0	3703.8
2018	10706.6	6494.2	4212.4
2019	12015.7	7291.2	4724.5
2020	12867.0	7930.8	4936.2

注：2020年起职工基本医疗保险基金收入、支出及结余均包含生育保险。

1-2-15　各地区职工基本医疗保险基金支出情况

单位：亿元

地　区	基金总支出	统筹基金支出	个人账户支出
2019全国	**12015.7**	**7291.2**	**4724.5**
2020全国	**12867.0**	**7930.8**	**4936.2**
北　京	1167.0	748.5	418.5
天　津	294.7	216.6	78.1
河　北	410.6	234.8	175.8
山　西	233.6	124.3	109.3
内蒙古	197.0	112.5	84.5
辽　宁	474.6	277.7	196.9
吉　林	156.2	96.3	60.0
黑龙江	284.1	159.9	124.2
上　海	959.9	765.8	194.1
江　苏	1106.2	666.3	439.8
浙　江	938.5	626.5	312.0
安　徽	286.6	163.1	123.5
福　建	314.6	179.8	134.8
江　西	202.5	131.0	71.5
山　东	868.4	537.4	331.0
河　南	426.7	263.3	163.4
湖　北	433.3	249.0	184.4
湖　南	339.9	195.9	144.0
广　东	1380.0	853.8	526.2
广　西	233.6	141.3	92.3
海　南	77.4	52.7	24.7
重　庆	273.8	139.6	134.1
四　川	584.9	323.2	261.7
贵　州	174.4	98.2	76.2
云　南	259.9	135.3	124.6
西　藏	22.0	11.3	10.8
陕　西	264.2	150.0	114.2
甘　肃	125.0	62.5	62.5
青　海	64.6	24.4	40.2
宁　夏	60.3	32.0	28.3
新　疆	252.8	158.2	94.6

注：2020年起职工基本医疗保险基金收入、支出及结余均包含生育保险。

1-2-16　全国职工基本医疗保险医疗费支出情况

单位：亿元

年　份	医疗费合计	普通门(急)诊医疗费		门诊慢特病医疗费		住院医疗费	
			退休人员医疗费		退休人员医疗费		退休人员医疗费
2016	8764.2	2565.5	1215.4	844.4	567.9	5354.3	3483.4
2017	9570.6	2824.4	1329.7	932.9	629.1	5813.3	3785.2
2018	10494.8	3123.3	1438.0	1068.2	723.4	6303.3	4094.7
2019	11971.3	3517.5	1574.9	1298.3	881.9	7155.6	4596.9
2020	11281.1	3254.9	1479.8	1346.3	919.6	6680.0	4283.9

1-2-17　2020年各地区职工基本医疗保险医疗费支出情况

单位：亿元

地　区	医疗费合计	退休人员医疗费	住院医疗费	退休人员医疗费
全　国	**11281.1**	**6683.3**	**6680.0**	**4283.9**
北　京	938.5	583.7	306.1	199.3
天　津	342.9	234.8	124.1	91.4
河　北	355.4	223.3	242.9	165.4
山　西	172.5	105.1	116.7	77.8
内蒙古	155.7	91.4	107.9	69.2
辽　宁	441.4	304.5	306.4	220.6
吉　林	157.6	94.4	114.5	72.4
黑龙江	251.9	156.1	181.5	119.1
上　海	951.0	685.1	453.7	343.0
江　苏	1105.4	621.0	628.4	399.1
浙　江	1055.3	511.3	484.3	280.3
安　徽	256.0	159.6	173.2	114.7
福　建	281.6	136.5	145.4	78.1
江　西	190.7	123.2	130.4	90.8
山　东	667.4	418.8	465.2	296.1
河　南	346.9	215.9	259.9	172.2
湖　北	352.6	214.3	245.9	158.3
湖　南	261.8	169.9	213.1	145.0
广　东	977.5	442.5	625.5	314.9
广　西	200.5	116.0	146.1	94.7
海　南	52.9	37.3	44.7	31.5
重　庆	293.4	175.1	170.5	116.1
四　川	512.0	308.3	345.7	230.9
贵　州	137.8	83.7	98.2	63.4
云　南	194.9	112.8	120.7	81.4
西　藏	10.7	5.2	8.4	4.0
陕　西	226.1	136.3	158.4	101.6
甘　肃	85.3	49.3	59.1	35.9
青　海	41.0	21.4	24.5	15.9
宁　夏	41.3	24.9	24.9	16.6
新　疆	223.4	121.7	153.9	84.3

1-2-18 2020年各地区职工基本医疗保险在职、退休人员医疗费支出情况

单位：亿元

地 区	在职职工		退休人员	
		住 院		住 院
全 国	**4597.8**	**2396.1**	**6683.3**	**4283.9**
北 京	354.8	106.8	583.7	199.3
天 津	108.1	32.7	234.8	91.4
河 北	132.1	77.5	223.3	165.4
山 西	67.4	38.8	105.1	77.8
内蒙古	64.3	38.7	91.4	69.2
辽 宁	136.9	85.9	304.5	220.6
吉 林	63.2	42.0	94.4	72.4
黑龙江	95.7	62.4	156.1	119.1
上 海	265.9	110.7	685.1	343.0
江 苏	484.3	229.3	621.0	399.1
浙 江	543.9	204.0	511.3	280.3
安 徽	96.4	58.5	159.6	114.7
福 建	145.1	67.3	136.5	78.1
江 西	67.4	39.6	123.2	90.8
山 东	248.7	169.1	418.8	296.1
河 南	131.0	87.7	215.9	172.2
湖 北	138.2	87.6	214.3	158.3
湖 南	91.9	68.1	169.9	145.0
广 东	535.1	310.6	442.5	314.9
广 西	84.6	51.4	116.0	94.7
海 南	15.6	13.2	37.3	31.5
重 庆	118.3	54.5	175.1	116.1
四 川	203.7	114.9	308.2	230.9
贵 州	54.1	34.9	83.7	63.4
云 南	82.1	39.3	112.8	81.4
西 藏	5.5	4.4	5.2	4.0
陕 西	89.8	56.8	136.3	101.6
甘 肃	36.0	23.2	49.3	35.9
青 海	19.6	8.5	21.4	15.9
宁 夏	16.5	8.3	24.9	16.6
新 疆	101.7	69.5	121.7	84.3

1-2-19　全国职工基本医疗保险住院情况

年　份	住院医疗费支出分布情况(亿元)			次均住院费(元)		
	三级医疗机构	二级医疗机构	一级及以下医疗机构	三级医疗机构	二级医疗机构	一级及以下医疗机构
2012	2039.7	955.3	251.1	12301.0	7368.2	4730.9
2013	2407.2	1082.4	289.8	12679.9	7670.1	4915.7
2014	-	-	-	-	-	-
2015	3207.0	1267.0	339.0	13623.0	7951.0	5027.0
2016	3612.3	1374.2	367.8	13997.9	8198.5	5332.9
2017	3959.9	1462.0	391.5	14085.8	8296.7	5504.0
2018	4362.7	1532.7	407.9	14146.6	8379.2	5631.8
2019	5129.7	1641.0	384.9	14749.6	8660.3	5951.6
2020	4810.3	1513.7	355.9	15659.9	9088.5	6584.6

1-2-19　续表

年　份	住院率(%)	次均住院床日(天)		
		三级医疗机构	二级医疗机构	一级及以下医疗机构
2012	13.5	13.5	14.0	13.4
2013	14.5	12.8	13.5	12.5
2014	15.4	-	-	-
2015	16.5	12.1	12.4	11.8
2016	17.1	11.7	12.1	12.0
2017	17.8	11.3	12.5	12.2
2018	18.3	10.8	11.7	12.3
2019	18.7	10.1	11.2	12.7
2020	15.9	9.9	11.3	14.0

1-2-20 各地区职工基本医疗保险住院情况

单位：亿元

地区	住院医疗费支出分布情况		
	三级医疗机构	二级医疗机构	一级及以下医疗机构
2019全国	**5129.7**	**1641.0**	**384.9**
2020全国	**4810.3**	**1513.7**	**355.9**
北京	254.4	41.5	10.2
天津	110.0	12.1	2.0
河北	168.4	64.5	10.0
山西	80.8	29.8	6.2
内蒙古	90.8	15.8	1.3
辽宁	251.0	44.3	11.2
吉林	80.2	25.9	8.4
黑龙江	145.4	30.8	5.3
上海	215.9	182.0	55.9
江苏	420.7	170.6	37.1
浙江	355.0	90.3	39.0
安徽	133.2	35.6	4.4
福建	119.8	21.2	4.5
江西	92.9	33.1	4.4
山东	328.6	119.8	16.8
河南	153.3	82.2	24.4
湖北	195.9	42.0	8.0
湖南	140.8	60.7	11.6
广东	500.2	93.9	31.3
广西	114.9	27.0	4.3
海南	35.5	8.2	0.9
重庆	93.8	67.0	9.8
四川	235.4	82.2	28.2
贵州	77.0	17.6	3.6
云南	86.6	30.9	3.3
西藏	6.2	0.9	1.2
陕西	122.3	31.6	4.5
甘肃	43.4	13.3	2.4
青海	20.7	3.3	0.4
宁夏	19.2	5.4	0.3
新疆	118.4	30.5	5.0

1-2-20 续表

地区	次均住院费(元)			住院率(%)	次均住院床日(天)			政策范围内支付比例(%)
	三级医疗机构	二级医疗机构	一级及以下医疗机构		三级医疗机构	二级医疗机构	一级及以下医疗机构	
2019全国	**14749.6**	**8660.3**	**5951.6**	**18.7**	**10.1**	**11.2**	**12.7**	**85.8**
2020全国	**15659.9**	**9088.5**	**6584.6**	**15.9**	**9.9**	**11.3**	**14.0**	**85.2**
北　京	25289.1	18719.3	25292.4	7.4	10.0	15.2	32.2	89.1
天　津	20120.0	11841.0	8909.8	11.0	9.0	13.5	21.7	83.7
河　北	19060.2	9273.4	6115.1	16.1	11.3	10.9	11.0	82.9
山　西	14778.2	8444.3	5795.1	14.2	11.7	12.0	11.6	83.7
内蒙古	13539.5	6540.1	4726.7	17.3	10.6	9.5	10.2	86.3
辽　宁	13477.4	6864.7	5636.6	18.1	10.1	11.2	16.2	80.1
吉　林	15941.1	8496.9	7088.4	17.6	10.6	12.5	12.6	81.8
黑龙江	14215.4	7481.2	6040.3	17.8	11.2	10.9	9.9	78.6
上　海	20250.3	20018.0	34628.3	13.9	6.5	14.7	73.6	85.9
江　苏	16613.2	10559.9	5793.2	15.8	10.2	10.5	15.2	89.4
浙　江	14097.9	10003.6	13522.6	14.9	8.5	12.1	26.8	86.8
安　徽	14247.1	7514.6	4465.8	17.0	10.8	11.0	9.3	84.4
福　建	14666.6	7613.1	6032.5	13.6	9.4	11.2	11.1	86.0
江　西	14451.9	7332.1	3683.1	21.4	10.6	11.9	10.2	83.8
山　东	16386.2	9346.1	5321.4	16.1	9.5	10.8	12.3	82.1
河　南	14225.3	8285.6	5549.7	19.2	12.3	11.8	11.0	80.9
湖　北	16059.6	7954.4	3480.8	17.6	11.1	11.1	9.9	80.8
湖　南	13130.3	7597.5	4023.7	23.1	10.7	12.6	9.1	84.2
广　东	16747.3	9341.9	8309.1	10.1	8.3	9.7	11.5	87.0
广　西	14788.9	8117.8	4311.6	18.9	10.7	10.1	8.5	87.7
海　南	18585.0	9969.4	3807.3	12.4	10.3	8.9	9.2	82.5
重　庆	17550.1	8270.7	3693.9	21.9	10.3	10.7	8.6	83.6
四　川	13610.7	8000.3	4388.0	18.7	11.2	12.9	9.5	88.7
贵　州	14305.5	5471.7	3032.7	21.5	10.8	10.2	9.2	85.8
云　南	12519.6	5855.3	3276.9	24.7	10.1	9.7	9.4	86.9
西　藏	13727.9	9676.8	8356.0	14.1	9.7	9.1	8.4	98.4
陕　西	14550.0	6176.2	3751.3	20.5	9.1	9.5	9.3	90.2
甘　肃	11739.5	6169.0	6176.9	18.2	7.7	8.5	8.8	86.5
青　海	13878.0	8137.3	4755.4	18.9	10.7	9.8	8.6	88.6
宁　夏	14626.2	5952.0	3000.2	15.8	9.4	8.9	8.8	83.1
新　疆	14668.0	6401.1	3083.5	23.4	9.6	9.1	8.5	83.0

1-2-21 全国职工基本医疗保险医疗费结构情况

单位：亿元

年 份	普通门(急)诊费用	门诊慢特病费用	住院费用	个人账户在药店购药费用
2013	1788.7	577.7	3779.5	-
2014	2091.4	671.7	4319.8	-
2015	2306.0	769.0	4813.0	-
2016	2565.5	844.4	5354.3	-
2017	2824.4	932.9	5813.3	-
2018	3123.3	1068.2	6303.3	-
2019	3517.5	1298.3	7155.6	2029.4
2020	3254.9	1346.3	6680.0	2076.0

1-2-22　2020年各地区职工基本医疗保险医疗费结构情况

单位：亿元

地　区	普通门(急)诊费用	门诊慢特病费用	住院费用	个人账户在药店购药费用
全　国	**3254.9**	**1346.3**	**6680.0**	**2076.0**
北　京	588.3	44.1	306.1	0.0
天　津	145.3	73.6	124.1	6.9
河　北	65.8	46.7	242.9	112.9
山　西	29.9	26.0	116.7	69.0
内蒙古	26.9	20.8	107.9	69.8
辽　宁	78.3	56.7	306.4	137.1
吉　林	22.8	20.3	114.5	44.1
黑龙江	38.0	32.4	181.5	79.6
上　海	442.8	54.5	453.7	28.9
江　苏	352.8	124.3	628.4	192.2
浙　江	495.9	75.1	484.3	100.2
安　徽	39.6	43.1	173.2	66.1
福　建	96.7	39.6	145.4	50.0
江　西	31.0	29.4	130.4	40.9
山　东	72.0	130.3	465.2	217.4
河　南	49.6	37.4	259.9	94.1
湖　北	60.9	45.7	245.9	99.8
湖　南	24.9	23.8	213.1	57.6
广　东	226.9	125.2	625.5	25.6
广　西	36.2	18.2	146.1	43.9
海　南	0.0	8.2	44.7	0.0
重　庆	64.5	58.4	170.5	65.1
四　川	97.4	68.9	345.7	132.3
贵　州	19.3	20.2	98.2	53.5
云　南	44.8	29.3	120.7	87.3
西　藏	0.8	1.6	8.4	6.7
陕　西	36.7	31.0	158.4	69.8
甘　肃	14.6	11.6	59.1	33.5
青　海	14.8	1.7	24.5	22.2
宁　夏	8.4	8.0	24.9	15.5
新　疆	29.3	40.3	153.9	54.1

注：部分数据实际值过小，因四舍五入的原因造成数据统计值为0.0。

1-2-23 全国职工基本医疗保险异地就医待遇享受情况

年 份	异地就医人数（万人）	异地就医人次（万人次）			
			普通门(急)诊人次	门诊慢特病人次	出院人次
2012	370.4	1107.9	660.1	144.8	303.0
2013	430.9	1515.0	998.1	178.0	338.9
2014	511.1	1897.5	1316.9	217.2	363.3
2015	548.0	2297.0	1637.0	268.0	392.0
2016	599.5	2771.5	2002.7	327.5	441.3
2017	739.6	3799.1	2965.8	355.6	477.7
2018	806.5	3656.1	2698.7	408.0	549.5
2019	984.1	4372.3	3215.9	503.4	653.0
2020	1002.9	4831.1	3730.9	491.3	608.9

1-2-24　2020年各地区职工基本医疗保险异地就医待遇享受情况

地　区	异地就医人数（万人）	异地就医人次（万人次）			
			普通门(急)诊人次	门诊慢特病人次	出院人次
全　国	**1002.9**	**4831.1**	**3730.9**	**491.3**	**608.9**
北　京	8.7	19.0	12.1	0.6	6.3
天　津	4.9	10.2	5.4	0.8	3.9
河　北	35.8	166.8	141.6	5.3	19.9
山　西	26.0	255.3	228.9	9.5	17.0
内蒙古	24.7	55.7	30.8	3.4	21.6
辽　宁	21.0	30.5	2.8	7.7	20.0
吉　林	8.6	18.6	6.3	0.8	11.5
黑龙江	28.1	58.8	15.8	10.7	32.3
上　海	18.2	87.2	79.8	1.8	5.5
江　苏	54.5	367.5	271.9	58.7	36.9
浙　江	232.8	2016.2	1860.2	93.4	62.6
安　徽	20.1	67.0	21.2	19.0	26.8
福　建	51.7	261.3	185.7	56.4	19.1
江　西	27.8	87.0	49.8	17.4	19.9
山　东	22.9	41.1	2.4	7.4	31.3
河　南	25.2	62.5	17.6	16.1	28.8
湖　北	15.0	23.7	1.2	4.9	17.6
湖　南	22.1	32.6	1.0	7.3	24.3
广　东	33.7	64.3	1.1	15.6	47.7
广　西	50.3	129.1	83.3	29.3	16.5
海　南	2.9	4.1	0.0	1.4	2.8
重　庆	6.9	14.1	7.6	2.4	4.2
四　川	109.7	370.6	296.9	33.3	40.5
贵　州	21.8	121.1	96.5	10.3	14.4
云　南	68.6	257.0	214.6	24.2	18.1
西　藏	1.6	3.1	0.0	1.7	1.4
陕　西	13.8	47.8	25.5	6.9	15.4
甘　肃	11.3	14.5	0.0	2.1	12.4
青　海	4.8	40.9	31.3	3.8	5.8
宁　夏	1.0	1.4	0.0	0.2	1.1
新　疆	28.5	102.3	39.6	39.2	23.6

1-2-25 全国职工基本医疗保险异地就医费用情况

年 份	异地就医总费用(亿元)				次均费用(元)			政策范围内住院支付比例(%)
		普通门(急)诊	门诊慢特病	住院	普通门(急)诊	门诊慢特病	住院	
2012	465.2	-	-	-	273.7	1350.9	14109.9	73.8
2013	546.8	-	-	-	255.2	1192.0	14756.7	74.1
2014	643.7	-	-	-	255.6	1229.9	16056.4	77.1
2015	724.0	-	-	-	249.0	1173.0	16627.0	74.3
2016	832.5	-	-	-	239.0	1120.4	16946.1	73.6
2017	948.8	-	-	-	223.5	1090.9	17660.8	72.6
2018	1085.0	-	-	-	244.5	1179.4	17669.6	76.1
2019	1339.3	81.5	60.9	1196.8	253.5	1210.5	18328.3	79.2
2020	1338.3	86.0	64.8	1187.5	230.6	1317.8	19504.1	79.5

1-2-26　2020年各地区职工基本医疗保险异地就医费用情况

单位：亿元

地　区	异地就医总费用	普通门(急)诊	门诊慢特病	住院
全　国	**1338.3**	**86.0**	**64.8**	**1187.5**
北　京	15.1	3.6	0.5	11.1
天　津	8.9	1.2	0.6	7.0
河　北	58.3	2.7	2.5	53.1
山　西	38.1	3.2	1.3	33.6
内蒙古	43.6	1.7	1.6	40.3
辽　宁	50.0	0.4	1.2	48.3
吉　林	25.9	0.3	0.3	25.3
黑龙江	58.2	0.9	1.8	55.5
上　海	11.6	2.7	0.2	8.7
江　苏	94.1	5.8	2.3	86.0
浙　江	159.4	35.7	10.7	113.1
安　徽	59.1	1.3	4.8	53.0
福　建	43.7	6.2	4.3	33.2
江　西	40.4	1.1	2.4	36.8
山　东	76.0	0.4	3.1	72.5
河　南	60.4	1.0	2.3	57.1
湖　北	41.6	0.4	1.0	40.2
湖　南	46.6	0.3	1.7	44.7
广　东	114.9	0.1	5.6	109.3
广　西	35.1	2.8	2.1	30.2
海　南	6.2	0.0	0.4	5.9
重　庆	8.5	0.2	0.7	7.6
四　川	71.8	5.5	4.9	61.4
贵　州	25.7	1.4	1.5	22.8
云　南	33.6	4.4	2.3	26.9
西　藏	2.5	0.0	0.4	2.0
陕　西	28.6	0.6	0.7	27.4
甘　肃	19.7	0.0	0.5	19.3
青　海	11.0	1.0	0.6	9.4
宁　夏	3.1	0.0	0.2	2.9
新　疆	47.0	1.5	2.5	43.0

1-2-26 续表

单位：元

地区	次均费用			政策范围内住院支付比例(%)
	普通门(急)诊	门诊慢特病	住院	
全国	**230.6**	**1317.8**	**19504.1**	**79.5**
北京	2960.5	7599.2	17658.6	85.0
天津	2253.9	7304.0	17831.1	82.5
河北	190.8	4764.3	26635.4	81.8
山西	140.3	1315.5	19788.2	76.2
内蒙古	548.7	4801.5	18702.6	83.2
辽宁	1417.6	1601.2	24162.9	68.1
吉林	503.7	3394.5	22061.2	75.2
黑龙江	549.6	1662.0	17169.1	74.8
上海	337.2	1028.7	15689.8	84.9
江苏	213.9	386.3	23341.1	85.6
浙江	191.8	1142.5	18061.1	83.0
安徽	610.8	2510.7	19778.4	78.8
福建	335.1	753.6	17360.1	79.9
江西	225.7	1396.4	18509.9	79.5
山东	1589.4	4237.5	23200.0	78.1
河南	543.6	1438.4	19822.3	73.3
湖北	3205.5	1977.7	22810.0	74.1
湖南	2661.7	2319.4	18381.4	75.0
广东	428.9	3612.9	22920.4	74.7
广西	331.9	718.2	18291.9	81.9
海南	-	2629.1	21168.1	79.6
重庆	200.6	3090.5	18365.8	87.0
四川	184.1	1483.1	15168.8	84.2
贵州	148.8	1412.1	15833.6	83.5
云南	203.1	954.6	14859.2	86.3
西藏	-	2424.7	14833.6	99.3
陕西	213.8	968.6	17857.2	79.5
甘肃	-	2218.9	15574.1	82.8
青海	310.5	1547.0	16310.7	88.0
宁夏	-	8131.9	25460.9	81.2
新疆	372.4	636.9	18262.1	83.5

1-3-1 全国城乡居民基本医疗保险参保情况

单位：万人

年份	参保总人数	困难人群总计	参保人群分类					
			成年人	困难人群	中小学生和儿童	困难人群	大学生	困难人群
2017	87358.7	7649.3	64560.7	6447.5	20613.7	1142.9	2184.3	58.9
2018	89735.7	8688.0	66285.5	7342.9	21368.2	1296.8	2082.0	48.3
2019	102482.7	9504.2	76941.6	7966.2	23518.7	1488.6	2022.4	49.4
2020	101676.0	9549.4	75010.4	8079.9	24610.1	1404.8	2055.5	64.6

1-3-2 2020年各地区城乡居民基本医疗保险参保情况

单位：万人

地区	参保总人数		参保人群分类	
		困难人群总计	成年人	
				困难人群
全国	**101676.0**	**9549.4**	**75010.4**	**8079.9**
北京	398.3	33.7	159.1	30.5
天津	545.7	39.1	297.7	25.8
河北	5803.3	211.6	4699.9	187.6
山西	2528.7	233.3	1888.7	209.7
内蒙古	1630.9	165.4	1292.9	155.1
辽宁	2279.1	212.4	1681.7	164.8
吉林	1932.1	348.5	1529.2	343.8
黑龙江	1950.6	167.4	1591.9	156.4
上海	356.0	13.5	97.8	13.5
江苏	4865.5	352.8	3283.4	294.9
浙江	2977.0	165.7	2000.8	147.6
安徽	5753.0	633.4	4740.7	561.7
福建	2947.4	106.0	2105.9	86.7
江西	4180.9	369.6	2949.9	296.8
山东	7374.5	355.7	5332.3	338.4
河南	9013.0	254.4	6922.1	206.1
湖北	4446.1	741.0	3319.3	643.7
湖南	5742.1	466.3	4344.9	387.7
广东	6413.3	222.1	4259.8	184.2
广西	4561.0	487.0	3274.8	380.9
海南	684.0	82.3	480.0	62.0
重庆	2499.8	251.0	1882.9	198.9
四川	6715.8	660.9	5201.8	584.7
贵州	3718.9	783.6	2648.6	592.6
云南	4032.8	1074.9	2960.6	972.0
西藏	292.3	36.6	224.3	33.2
陕西	3157.5	209.9	2395.5	170.3
甘肃	2228.5	447.0	1721.6	370.2
青海	454.7	25.4	335.0	19.7
宁夏	505.8	109.7	347.9	84.9
新疆	1687.6	289.5	1039.5	175.5

1-3-2 续表

单位：万人

地区	参保人群分类			
	中小学生和儿童		大学生	
		困难人群		困难人群
全 国	**24610.1**	**1404.8**	**2055.5**	**64.6**
北 京	227.0	2.9	12.2	0.3
天 津	180.7	3.0	67.3	10.2
河 北	1062.2	23.9	41.2	0.1
山 西	609.0	23.1	31.0	0.4
内蒙古	310.1	10.2	28.0	0.1
辽 宁	497.2	46.2	100.3	1.4
吉 林	355.6	4.7	47.3	0.0
黑龙江	329.9	10.7	28.9	0.3
上 海	200.4	0.0	57.7	0.0
江 苏	1397.0	56.0	185.2	1.9
浙 江	878.7	17.2	97.5	0.9
安 徽	929.8	68.0	82.5	3.7
福 建	807.2	15.8	34.3	3.5
江 西	1120.5	72.8	110.5	0.1
山 东	1911.2	17.3	131.0	0.1
河 南	1942.2	47.9	148.8	0.4
湖 北	1015.4	97.0	111.3	0.2
湖 南	1244.1	68.4	153.1	10.2
广 东	1999.7	37.5	153.9	0.3
广 西	1262.4	106.1	23.9	0.0
海 南	202.1	20.3	1.8	0.0
重 庆	583.3	40.8	33.6	11.3
四 川	1389.3	75.5	124.7	0.7
贵 州	1010.9	181.4	59.3	9.5
云 南	1025.2	98.4	47.0	4.5
西 藏	60.1	2.5	7.9	0.9
陕 西	683.4	38.7	78.6	0.9
甘 肃	474.0	74.6	32.9	2.3
青 海	119.5	5.7	0.1	0.0
宁 夏	157.6	24.8	0.3	0.0
新 疆	624.6	113.5	23.6	0.6

注：部分数据实际值过小，因四舍五入的原因造成数据统计值为0.0。

1-3-3 全国城乡居民基本医疗保险基金收支及结余情况

年 份	基金总收入(亿元)			基金总支出(亿元)	基金结存(亿元)		可支付月数(个)
	收入总额	个人缴费	财政补助	支出总额	当期结存	累计结存	
2009	251.6	84.7	155.2	167.3	84.3	220.7	15.8
2010	353.5	102.8	231.1	266.5	87.0	306.0	13.8
2011	594.2	134.3	442.0	413.1	181.1	496.8	14.4
2012	876.8	178.6	672.4	675.1	201.6	760.3	13.5
2013	1186.6	242.9	909.5	971.1	215.5	987.1	12.2
2014	1649.3	341.5	1264.3	1437.0	212.3	1195.0	10.0
2015	2109.4	476.1	1585.4	1780.6	328.8	1545.7	10.4
2016	2810.5	680.3	2044.6	2480.4	330.1	1992.6	9.6
2017	5653.3	1491.3	3942.6	4954.8	698.5	3534.6	8.6
2018	6971.5	2395.8	4446.1	6276.9	694.6	4372.3	8.4
2019	8575.5	2737.1	5732.8	8191.0	384.5	5142.5	7.5
2020	9114.5	3029.0	5936.2	8165.1	949.4	6076.5	8.9

注：2018年及以前不含未整合的新农合。

1-3-4 2020年各地区城乡居民基本医疗保险基金收支及结余情况

地 区	基金总收入(亿元)	基金总支出(亿元)	基金结存(亿元)		可支付月数(个)
			当期结存	累计结存	
全 国	**9114.5**	**8165.1**	**949.4**	**6076.5**	**8.9**
北 京	110.8	79.3	31.5	54.3	8.2
天 津	46.1	45.7	0.4	101.4	26.6
河 北	486.6	458.3	28.3	261.3	6.8
山 西	219.5	204.6	14.9	135.6	8.0
内蒙古	139.9	113.1	26.8	97.8	10.4
辽 宁	213.6	152.3	61.3	199.9	15.7
吉 林	159.9	117.6	42.3	117.1	12.0
黑龙江	175.6	130.6	44.9	190.3	17.5
上 海	95.0	81.9	13.1	23.9	3.5
江 苏	500.8	478.7	22.1	254.2	6.4
浙 江	476.7	404.6	72.2	239.0	7.1
安 徽	476.3	448.8	27.5	236.0	6.3
福 建	247.1	239.9	7.2	102.9	5.1
江 西	375.5	353.3	22.2	286.4	9.7
山 东	645.3	588.7	56.5	435.9	8.9
河 南	703.8	679.9	23.9	294.6	5.2
湖 北	364.2	346.8	17.3	277.2	9.6
湖 南	478.7	460.2	18.5	248.6	6.5
广 东	558.4	490.0	68.4	483.7	11.8
广 西	398.7	373.9	24.8	410.3	13.2
海 南	57.1	52.9	4.2	44.4	10.1
重 庆	212.6	196.0	16.6	180.5	11.1
四 川	577.2	522.6	54.5	481.5	11.1
贵 州	313.7	256.7	57.1	242.7	11.3
云 南	344.2	311.2	33.0	209.4	8.1
西 藏	21.6	10.9	10.7	10.7	11.8
陕 西	286.9	205.4	81.5	163.2	9.5
甘 肃	183.9	159.0	24.9	89.7	6.8
青 海	42.8	32.2	10.7	45.6	17.0
宁 夏	46.3	39.3	7.0	34.6	10.6
新 疆	156.1	130.9	25.2	123.9	11.4

1-3-5 全国城乡居民基本医疗保险受益面情况

单位：万人次

年 份	享受待遇人次总数	普通门(急)诊就诊人次	门诊慢特病就诊人次	出院人次
2012	23223.0	20563.8	856.4	1802.8
2013	32952.6	29329.6	1238.3	2384.7
2014	41640.3	37017.4	1822.0	2800.9
2015	58188.0	51607.0	2670.0	3911.0
2016	79186.5	69960.5	3726.9	5499.0
2017	149291.2	128913.3	8105.8	12272.1
2018	161857.3	136964.3	11244.3	13649.0
2019	216915.2	181066.5	18792.8	17055.9
2020	198680.0	161825.2	21500.5	15354.4

1-3-6 2020年各地区城乡居民基本医疗保险受益面情况

单位：万人次

地 区	享受待遇人次总数	普通门(急)诊就诊人次	门诊慢特病就诊人次	出院人次
全 国	**198680.0**	**161825.2**	**21500.5**	**15354.4**
北 京	2382.5	2332.2	17.1	33.2
天 津	1572.0	1218.3	313.1	40.6
河 北	7520.5	5338.2	1420.1	762.2
山 西	2926.8	1890.9	725.3	310.7
内蒙古	715.4	378.1	132.3	205.0
辽 宁	2272.0	1806.3	220.3	245.5
吉 林	989.1	487.5	317.9	183.7
黑龙江	1097.2	609.9	258.5	228.8
上 海	2687.4	2625.5	38.4	23.5
江 苏	20741.2	18879.0	1164.7	697.4
浙 江	25335.7	23663.8	1232.6	439.3
安 徽	9165.8	6732.8	1695.1	737.8
福 建	5949.7	3746.7	1835.3	367.8
江 西	8368.3	6585.7	1104.0	678.6
山 东	12692.6	10191.7	1437.6	1063.4
河 南	16127.6	12530.5	2165.1	1432.0
湖 北	9355.2	7907.8	736.5	711.0
湖 南	4850.4	3162.3	513.9	1174.2
广 东	8861.0	6596.8	1453.2	811.1
广 西	5246.4	3505.2	1002.5	738.8
海 南	792.8	648.3	78.5	66.0
重 庆	7813.7	6672.2	653.3	488.2
四 川	8813.2	6612.5	919.4	1281.3
贵 州	7738.9	6741.8	365.1	632.0
云 南	13422.1	12084.0	594.1	744.0
西 藏	25.0	5.8	3.5	15.6
陕 西	3817.0	2987.3	385.3	444.4
甘 肃	2575.1	1899.0	298.6	377.5
青 海	382.9	278.8	35.8	68.4
宁 夏	1201.2	966.0	164.7	70.5
新 疆	3241.3	2740.5	218.8	282.1

1-3-7 全国城乡居民基本医疗保险实际人均筹资情况

单位：元

年 份	参保居民人均筹资水平		
		个人缴费	财政补助
2012	312	68	244
2013	359	78	281
2014	409	85	324
2015	515	112	403
2016	590	148	442
2017	605	166	439
2018	693	197	497
2019	781	235	546
2020	833	274	559

1-3-8 2020年各地区城乡居民基本医疗保险实际人均筹资情况

单位：元

地　区	参保居民人均筹资水平	成年人	中小学生和儿童	大学生
全　国	**833**	**844**	**803**	**790**
北　京	2724	3948	1910	1920
天　津	833	867	802	768
河　北	794	820	684	655
山　西	798	776	843	1199
内蒙古	850	860	815	791
辽　宁	908	945	774	925
吉　林	673	690	598	654
黑龙江	830	832	832	694
上　海	2643	5608	1822	472
江　苏	976	997	936	902
浙　江	1393	1537	1176	387
安　徽	791	794	784	739
福　建	799	817	732	1294
江　西	814	807	833	806
山　东	835	845	812	766
河　南	706	720	669	437
湖　北	791	804	779	508
湖　南	773	775	772	721
广　东	819	831	744	1430
广　西	776	822	649	770
海　南	797	797	798	798
重　庆	813	812	816	778
四　川	793	808	737	776
贵　州	787	787	786	799
云　南	804	816	787	336
西　藏	613	631	570	637
陕　西	754	754	752	809
甘　肃	803	818	751	767
青　海	896	916	846	877
宁　夏	820	821	820	826
新　疆	857	860	856	751

1-3-9 各地区城乡居民基本医疗保险医疗费支出情况

单位：亿元

地 区	医疗费合计	普通门(急)诊医疗费	门诊慢特病医疗费	住院医疗费
2019全国	**14405.6**	**1499.2**	**882.9**	**12023.5**
2020全国	**14080.4**	**1473.4**	**1020.3**	**11586.7**
北 京	148.6	70.9	6.5	71.2
天 津	82.2	13.3	10.4	58.5
河 北	793.0	63.7	65.2	664.0
山 西	292.8	11.2	31.2	250.5
内蒙古	185.3	6.1	12.5	166.8
辽 宁	260.3	22.6	15.0	222.8
吉 林	225.4	5.7	20.6	199.1
黑龙江	233.2	9.5	15.8	207.9
上 海	117.1	66.0	1.6	49.4
江 苏	896.8	174.4	46.8	675.6
浙 江	826.5	269.6	57.5	499.4
安 徽	742.4	44.4	89.3	608.7
福 建	453.1	50.0	61.8	341.2
江 西	536.2	55.6	46.1	434.6
山 东	1099.5	51.6	93.5	954.4
河 南	1286.4	115.8	86.5	1084.1
湖 北	588.5	42.9	38.2	507.4
湖 南	739.4	26.7	40.6	672.0
广 东	899.6	66.2	82.3	751.2
广 西	573.5	34.0	31.8	507.7
海 南	79.1	4.3	6.3	68.5
重 庆	383.5	57.4	22.0	304.0
四 川	868.4	46.9	44.2	777.4
贵 州	378.3	42.9	17.2	318.2
云 南	475.2	61.1	23.6	390.5
西 藏	17.9	0.2	1.1	16.7
陕 西	371.4	23.6	20.0	327.8
甘 肃	233.0	16.2	16.3	200.6
青 海	55.5	2.9	1.3	51.3
宁 夏	62.5	3.2	6.1	53.2
新 疆	176.2	14.9	9.1	152.2

1-3-10 各地区城乡居民基本医疗保险住院情况

单位：亿元

地 区	住院医疗费支出分布情况		
	三级医疗机构	二级医疗机构	一级及以下医疗机构
2019全国	**5935.2**	**4497.5**	**1590.8**
2020全国	**5854.6**	**4331.9**	**1400.3**
北 京	51.6	17.3	2.4
天 津	49.9	7.3	1.3
河 北	335.8	276.9	51.3
山 西	129.0	93.2	28.3
内蒙古	108.0	50.3	8.5
辽 宁	130.1	71.1	21.6
吉 林	110.0	61.0	28.1
黑龙江	128.0	66.8	13.1
上 海	17.0	26.9	5.6
江 苏	335.6	246.4	93.6
浙 江	324.3	133.6	41.5
安 徽	345.0	211.2	52.5
福 建	227.8	88.7	24.8
江 西	202.8	179.1	52.7
山 东	482.2	364.3	107.9
河 南	450.1	487.9	146.1
湖 北	243.9	198.6	64.9
湖 南	263.7	294.2	114.1
广 东	457.1	193.9	100.2
广 西	251.9	181.5	74.3
海 南	41.1	23.4	4.0
重 庆	93.6	155.0	55.4
四 川	380.0	240.9	156.5
贵 州	135.7	133.6	49.0
云 南	156.1	194.9	39.5
西 藏	11.0	3.3	2.4
陕 西	173.9	131.8	22.2
甘 肃	92.7	91.1	16.7
青 海	29.9	16.2	5.3
宁 夏	30.5	21.2	1.5
新 疆	66.7	70.5	15.1

1-3-10 续表 1

单位：元

地区	次均住院费			住院率(%)
	三级医疗机构	二级医疗机构	一级及以下医疗机构	
2019全国	**12350.0**	**6076.0**	**3281.3**	**16.6**
2020全国	**13532.9**	**6463.7**	**3236.6**	**15.1**
北京	23289.1	18175.2	15032.9	8.3
天津	16065.5	10019.7	5716.9	7.4
河北	19332.0	6448.2	3226.3	13.1
山西	11845.1	6376.5	5084.2	12.3
内蒙古	11823.4	5834.2	3099.0	12.6
辽宁	12476.6	7012.8	5430.7	10.8
吉林	17516.7	8134.3	6132.4	9.5
黑龙江	13436.3	6836.7	3665.0	11.7
上海	22994.3	19546.0	23698.9	6.6
江苏	14847.2	9217.5	4588.8	14.3
浙江	13487.7	8922.1	8443.7	14.8
安徽	13700.7	6270.4	3518.3	12.8
福建	14351.3	6684.2	3243.3	12.5
江西	12269.8	5758.9	2605.2	16.2
山东	13868.5	8079.2	4074.7	14.4
河南	13908.7	6706.4	3835.1	15.9
湖北	14965.0	6715.5	2572.9	16.0
湖南	12630.7	5603.8	2590.3	20.4
广东	14579.6	6991.7	4547.3	12.6
广西	12044.9	6211.0	3129.1	16.2
海南	16307.3	7812.2	3659.9	9.7
重庆	16167.0	7278.9	2550.1	19.5
四川	10497.7	6205.0	2947.2	19.1
贵州	11066.1	4952.3	2042.8	17.0
云南	11542.2	4853.9	1904.5	18.4
西藏	12997.2	8168.4	7647.4	5.3
陕西	14916.6	5386.3	2664.4	14.1
甘肃	10421.5	4554.1	1891.4	16.9
青海	13104.3	5659.6	3096.8	15.0
宁夏	12798.4	5293.2	2257.3	13.9
新疆	11507.1	4716.4	2019.4	16.7

1-3-10 续表 2

单位：天

地 区	次均住院床日			政策范围内住院支付比例(%)
	三级医疗机构	二级医疗机构	一级及以下医疗机构	
2019全国	**9.6**	**9.3**	**8.4**	**68.8**
2020全国	**9.6**	**9.4**	**8.4**	**70.0**
北 京	9.1	16.3	19.2	78.6
天 津	7.8	12.9	16.6	68.1
河 北	10.2	8.3	8.5	64.7
山 西	11.5	10.7	10.9	69.4
内蒙古	9.7	9.2	8.1	70.0
辽 宁	8.6	10.0	12.0	67.8
吉 林	12.2	15.8	14.1	70.7
黑龙江	11.5	10.5	9.6	66.7
上 海	7.2	19.3	69.3	77.3
江 苏	9.8	9.9	10.2	73.6
浙 江	9.1	11.0	17.7	68.2
安 徽	9.4	8.1	7.5	74.5
福 建	10.4	11.0	9.8	65.0
江 西	9.0	9.6	7.1	72.4
山 东	8.9	9.3	9.0	63.2
河 南	11.0	9.5	9.0	67.3
湖 北	10.2	10.4	8.7	69.4
湖 南	9.2	9.2	7.2	72.0
广 东	8.3	8.4	7.5	71.7
广 西	9.2	8.2	6.6	77.0
海 南	9.8	9.3	12.4	74.7
重 庆	9.2	9.8	7.2	61.1
四 川	10.2	11.3	8.7	71.6
贵 州	8.3	8.4	8.1	78.1
云 南	9.9	8.4	7.0	73.5
西 藏	11.7	9.9	7.5	89.4
陕 西	9.5	9.4	10.1	62.9
甘 肃	8.9	8.0	6.6	76.4
青 海	10.1	8.7	7.3	71.1
宁 夏	9.2	8.6	8.7	75.9
新 疆	7.9	9.1	8.0	76.3

1-3-11 全国城乡居民基本医疗保险异地就医待遇享受情况

年 份	异地就医人数（万人）	异地就医人次（万人次）			
			普通门(急)诊人次	门诊慢特病人次	出院人次
2012	140.9	281.1	70.1	45.9	165.1
2013	317.8	596.9	292.6	44.5	259.8
2014	461.4	858.1	457.7	80.0	320.5
2015	609.0	1223.0	685.0	146.0	392.0
2016	783.4	1645.0	959.7	136.0	549.4
2017	1130.1	3391.1	1272.5	237.5	1881.1
2018	1238.8	2876.4	1161.2	355.1	1360.1
2019	1652.5	5417.6	2840.9	629.0	1947.7
2020	1260.4	3407.4	1460.4	411.9	1535.1

1-3-12　2020年各地区城乡居民基本医疗保险异地就医待遇享受情况

地　区	异地就医人数（万人）	异地就医人次（万人次）		普通门(急)诊人次（万人次）	门诊慢特病人次（万人次）	出院人次（万人次）
			省外就医人次			
全　国	**1260.4**	**3407.4**	**480.6**	**1460.4**	**411.9**	**1535.1**
北　京	0.6	1.0	1.0	0.4	0.0	0.6
天　津	1.2	1.6	1.6	0.0	0.1	1.5
河　北	38.3	93.8	26.5	27.8	13.2	52.8
山　西	28.3	47.9	8.8	0.1	5.3	42.5
内蒙古	21.3	31.6	14.0	1.8	3.0	26.8
辽　宁	8.6	20.3	3.7	1.5	6.7	12.2
吉　林	12.9	21.6	6.0	1.2	1.0	19.4
黑龙江	35.3	52.6	13.2	2.8	5.6	44.3
上　海	1.3	7.0	7.0	6.8	0.0	0.3
江　苏	33.0	131.5	36.3	81.3	11.4	38.8
浙　江	214.7	1305.2	31.1	1115.0	103.3	87.0
安　徽	82.7	225.1	91.8	44.2	67.9	113.1
福　建	52.3	141.8	12.9	67.0	27.0	47.8
江　西	38.5	62.7	24.9	2.7	11.6	48.3
山　东	46.9	80.1	14.3	0.0	2.9	77.2
河　南	162.0	227.9	33.9	4.1	38.5	185.4
湖　北	40.1	50.9	11.2	0.0	0.4	50.5
湖　南	84.2	226.2	16.6	55.3	16.9	153.9
广　东	63.3	128.5	5.6	0.0	17.8	110.7
广　西	46.8	79.9	13.2	0.4	19.3	60.2
海　南	1.6	1.6	1.6	0.0	0.1	1.4
重　庆	11.2	19.8	19.8	0.0	0.4	19.4
四　川	76.9	111.7	30.2	1.2	13.8	96.7
贵　州	37.6	76.4	17.1	9.8	9.7	56.9
云　南	45.2	74.2	10.8	0.0	15.3	58.8
西　藏	4.0	4.7	2.3	0.1	0.4	4.1
陕　西	21.9	84.2	7.7	36.3	11.7	36.3
甘　肃	34.0	50.5	13.3	0.0	6.0	44.5
青　海	6.3	29.7	1.9	0.2	0.7	28.8
宁　夏	0.5	0.8	0.8	0.0	0.0	0.8
新　疆	9.1	16.7	1.8	0.6	1.8	14.3

注：部分数据实际值过小，因四舍五入的原因造成数据统计值为0.0。

1-3-13 全国城乡居民基本医疗保险异地就医费用情况

年 份	异地就医总费用(亿元)	省外	普通门(急)诊费 用(亿元)	门诊慢特病费 用(亿元)	住院费用(亿元)	次均费用(元)			政策范围内住院支付比例(%)
						普通门(急)诊	门 诊慢特病	住院	
2012	199.5	49.5	-	-	-	434.7	1273.8	11546.5	53.1
2013	317.8	72.6	-	-	-	119.3	1254.1	11879.3	53.4
2014	418.1	90.5	-	-	-	151.1	1119.0	12553.1	55.7
2015	553.0	119.0	-	-	-	135.0	972.0	13495.0	54.4
2016	765.1	189.0	-	-	-	115.6	1177.3	13433.4	57.2
2017	1604.9	398.6	-	-	-	93.6	1202.4	8316.4	-
2018	1965.1	501.8	-	-	-	141.8	1193.3	14015.9	57.0
2019	3021.9	800.7	32.1	90.2	2899.6	112.9	1434.6	14887.1	60.9
2020	2622.6	687.8	23.3	94.0	2505.3	160.0	2281.0	16320.0	62.7

1-3-14　2020年各地区城乡居民基本医疗保险异地就医费用情况

单位：亿元

地　区	异地就医总费用	省外	普通门(急)诊费用	门诊慢特病费用
全　国	**2622.6**	**687.8**	**23.3**	**94.0**
北　京	0.8	0.8	0.1	0.0
天　津	2.7	2.7	0.0	0.0
河　北	122.8	63.4	0.2	3.3
山　西	71.6	17.6	0.0	1.2
内蒙古	40.2	24.7	0.1	0.8
辽　宁	42.3	6.4	0.5	15.0
吉　林	46.8	11.4	0.1	0.6
黑龙江	70.8	21.7	0.2	0.9
上　海	0.5	0.5	0.2	0.0
江　苏	92.2	34.2	1.8	0.7
浙　江	171.5	33.6	15.5	9.5
安　徽	209.7	106.1	0.7	20.0
福　建	91.6	22.1	2.5	4.6
江　西	94.6	39.3	0.1	3.2
山　东	150.6	33.5	0.0	1.4
河　南	333.5	58.5	0.0	7.9
湖　北	106.7	20.9	0.0	0.3
湖　南	186.1	22.9	0.6	4.4
广　东	208.4	7.5	0.0	5.1
广　西	82.8	17.5	0.0	2.3
海　南	3.4	3.4	0.0	0.1
重　庆	24.9	24.9	0.0	0.3
四　川	136.9	39.3	0.0	3.7
贵　州	73.2	22.2	0.1	2.7
云　南	75.4	13.5	0.0	2.2
西　藏	5.6	2.9	0.0	0.1
陕　西	61.3	10.7	0.6	1.0
甘　肃	61.7	18.2	0.0	2.4
青　海	25.1	2.9	0.0	0.1
宁　夏	2.1	2.1	0.0	0.0
新　疆	26.9	2.6	0.0	0.1

注：部分数据实际值过小，因四舍五入的原因造成数据统计值为0.0。

1-3-14 续表

地区	住院费用(亿元)	次均费用(元)			政策范围内住院支付比例(%)
		普通门(急)诊	门诊慢特病	住院	
全国	**2505.3**	**159.7**	**2281.0**	**16319.7**	**62.7**
北京	0.8	1261.7	2939.8	12051.5	69.0
天津	2.6	1311.5	4547.9	17364.1	57.8
河北	119.4	83.6	2457.4	22614.0	58.1
山西	70.3	94.6	2301.4	16567.6	73.7
内蒙古	39.4	468.4	2533.0	14673.2	65.9
辽宁	26.8	3380.4	22513.0	21991.8	61.4
吉林	46.0	1022.6	6496.3	23763.4	66.3
黑龙江	69.7	655.7	1591.3	15756.3	58.4
上海	0.3	216.8	-	13535.4	67.8
江苏	89.7	218.3	630.1	23108.1	67.6
浙江	146.5	138.8	919.4	16832.6	60.9
安徽	189.0	158.1	2943.0	16717.1	68.3
福建	84.5	378.9	1702.4	17666.2	54.8
江西	91.4	200.6	2742.0	18924.7	63.9
山东	149.2	-	4728.8	19321.9	58.3
河南	325.5	93.1	2055.1	17558.6	58.8
湖北	106.3	-	8517.5	21075.7	57.7
湖南	181.1	109.6	2584.1	11767.1	62.0
广东	203.3	378.3	2846.9	18375.7	62.3
广西	80.5	492.2	1182.3	13372.6	68.5
海南	3.4	5000.0	5344.7	23352.8	73.6
重庆	24.7	483.1	6560.4	12709.1	52.3
四川	133.2	254.4	2649.7	13774.6	58.4
贵州	70.4	145.2	2808.8	12366.9	72.8
云南	73.1	6361.1	1462.8	12430.0	69.5
西藏	5.4	889.5	2962.6	13212.8	85.3
陕西	59.7	155.4	888.7	16452.4	54.6
甘肃	59.3	-	4025.3	13322.1	71.0
青海	25.0	244.5	1284.6	8666.5	73.9
宁夏	2.1	-	13765.9	26487.9	73.4
新疆	26.7	341.3	800.0	18727.3	67.1

1-3-15　2004-2015年新型农村合作医疗制度运行情况

年　份	参合县(市、区)数(个)	参合人口(亿人)	参合率(%)	补偿人次(亿人次)			
				住院补偿	门诊补偿	体检及其他	合计
2004	333	0.8	75.2	0.0	0.7	0.1	0.8
2005	678	1.8	75.7	0.1	1.0	0.2	1.2
2006	1451	4.1	80.7	0.2	1.9	0.6	2.7
2007	2451	7.3	86.2	0.4	3.5	0.6	4.5
2008	2729	8.2	91.5	0.5	4.9	0.5	5.9
2009	2716	8.3	94.2	0.6	6.7	0.3	7.6
2010	2678	8.4	96.0	0.7	9.9	0.3	10.9
2011	2637	8.3	97.5	0.7	11.7	0.8	13.2
2012	2566	8.1	98.3	0.8	15.4	1.2	17.5
2013	2489	8.0	98.7	0.9	16.7	1.8	19.4
2014	-	7.4	98.9	0.9	13.7	1.9	16.5
2015	-	6.7	98.8	0.9	13.2	2.4	16.5

1-3-16　2003-2015年新型农村合作医疗制度人均筹资情况

单位：元/人

年　份	政策性筹资标准			实际筹资
	个人缴费	财政补助合计	合计	
2003	10	20	30	-
2004	10	20	30	50
2005	10	20	30	42
2006	10	40	50	52
2007	10	40	50	59
2008	20	80	100	96
2009	20	80	100	96
2010	30	120	150	156
2011	50	200	250	246
2012	50~60	240	290~300	308
2013	60~70	280	340	370
2014	90	320	410	411
2015	120	380	500	490

1-3-17　2004-2015年新型农村合作医疗制度基金收支情况

单位：亿元

年　份	基金收入					
	中央财政	地方财政	农民个人	医疗救助	其他	合计
2004	6.7	15.6	12.3	0.2	5.7	40.3
2005	5.4	36.9	28.7	0.5	4.3	75.4
2006	42.7	107.8	58.0	1.9	5.1	213.6
2007	113.5	212.4	95.8	3.2	6.3	428.0
2008	247.0	408.7	120.7	5.5	8.2	784.6
2009	269.6	472.0	194.2	9.7	8.6	944.4
2010	399.0	654.5	243.9	15.0	10.9	1308.3
2011	772.0	955.8	282.5	19.2	18.2	2047.6
2012	973.5	1040.3	415.2	22.2	33.6	2484.7
2013	1232.7	1166.2	501.4	36.4	35.9	2972.5
2014	1377.1	1076.1	498.1	37.1	36.9	3025.3
2015	1501.0	1122.0	592.0	41.0	30.0	3287.0

1-3-17　续表

单位：亿元

年　份	基金支出				当年基金使用率(%)
	住院	门诊	体检及其他	合计	
2004	17.6	7.0	1.8	26.4	65.5
2005	47.9	12.6	1.3	61.8	82.0
2006	122.9	26.0	6.9	155.8	73.0
2007	281.1	51.9	13.6	346.6	81.0
2008	545.0	79.7	37.6	662.3	84.4
2009	762.5	121.8	38.6	922.9	97.7
2010	955.8	175.1	57.0	1187.8	90.8
2011	1332.0	238.2	140.0	1710.2	83.5
2012	1928.1	336.5	143.4	2408.0	96.9
2013	2324.2	384.6	200.3	2909.2	97.9
2014	2294.0	354.8	241.6	2890.4	95.5
2015	2301.0	360.0	332.0	2993.0	91.0

1-4-1　全国医保基金监管处罚总体情况

年　份	查处违法违规参保人数（人）	解除定点协议医药机构数量（家）	追回资金金额（万元）
2018	24192	1284	100779
2019	33072	6730	1155632
2020	26098	6008	2231097

1-4-2　2020年各地区医保基金监管检查情况

地　区	监管定点医药机构数（家）	查处违法违规参保人数（人）	解除定点协议数量（家）	追回资金金额（万元）
全　国	**627402**	**26098**	**6008**	**2231096.5**
北　京	3685	1059	2	159143.5
天　津	1724	240	4	156445.0
河　北	26217	825	517	152473.4
山　西	16290	69	108	153580.9
内蒙古	18100	372	72	112648.0
辽　宁	29019	9	109	109825.4
吉　林	13499	3	31	121496.2
黑龙江	18563	819	156	115963.6
上　海	2546	5635	35	74948.8
江　苏	32021	1490	167	86333.2
浙　江	21463	1257	215	111063.3
安　徽	19783	464	150	112294.0
福　建	13495	517	65	83343.9
江　西	27298	92	89	72157.6
山　东	66941	2538	1304	63222.0
河　南	25067	1841	223	68380.5
湖　北	26481	503	115	56659.8
湖　南	23965	140	73	64652.1
广　东	38831	884	293	58716.9
广　西	12285	163	44	65888.7
海　南	610	0	1	37201.0
重　庆	23248	3347	1069	41882.5
四　川	47090	942	361	39311.0
贵　州	18477	31	28	16664.2
云　南	31478	1625	92	9662.2
西　藏	1029	4	3	20994.8
陕　西	35530	0	68	21785.9
甘　肃	9690	41	38	8480.1
青　海	5131	2	15	2333.4
宁　夏	6331	275	76	4374.6
新　疆	11515	911	485	29170.2

2 生育保险篇

简要说明

一、本章主要介绍全国及31个省、自治区、直辖市生育保险情况。主要包括参保构成情况、生育保险待遇情况等。

二、本章数据主要来源于医疗保障统计报表、基金财务报表和《中国劳动统计年鉴》等。

主要指标解释

参保人数 指报告期末参加生育保险的人数。

享受待遇人次数 指报告期内按规定享受生育保险待遇的人次数。

生育津贴 指报告期内参加生育保险人员按规定享受津贴的金额。包括参保女职工生育津贴和参保人员计划生育津贴。

2-1-1 全国生育保险参保构成情况

单位：万人

年 份	年末参保人数	单位类型构成			
		企业人数	事业单位人数	机关人数	其他人数
2012	15428.7	-	-	-	-
2013	16392.0	-	-	-	-
2014	17038.7	-	-	-	-
2015	17771.0	-	-	-	-
2016	18451.0	14720.0	2347.0	936.0	448.0
2017	19300.2	15434.4	2466.2	937.2	462.4
2018	20434.1	16404.1	2549.5	962.8	517.7
2019	21417.3	17235.3	2589.1	1007.6	585.3
2020	23567.3	18392.7	3061.7	1210.1	902.8

2-1-2 2020年各地区生育保险参保构成情况

单位：万人

地区	年末参保人数	单位类型构成			
		企业人数	事业单位人数	机关人数	其他人数
全国	**23567.3**	**18392.7**	**3061.7**	**1210.1**	**902.8**
北京	1341.1	1196.4	88.8	21.1	34.8
天津	353.5	306.6	35.0	11.9	0.0
河北	875.2	569.8	175.9	76.8	52.8
山西	476.7	331.0	109.3	34.5	1.9
内蒙古	334.8	205.5	79.6	34.4	15.3
辽宁	792.2	588.5	83.8	16.9	103.0
吉林	326.8	220.8	80.0	26.0	0.0
黑龙江	397.7	265.3	84.1	33.4	14.9
上海	1008.8	924.5	52.3	14.6	17.4
江苏	1987.1	1746.7	158.0	53.6	28.8
浙江	2066.8	1690.8	119.6	45.4	211.0
安徽	652.9	434.6	112.8	46.3	59.2
福建	676.6	560.4	86.1	30.1	0.0
江西	372.2	219.1	103.7	41.4	8.0
山东	1534.3	1246.2	175.2	52.0	60.8
河南	872.1	563.6	221.0	80.4	7.0
湖北	645.9	499.8	97.1	34.6	14.4
湖南	633.8	393.6	156.2	63.1	20.9
广东	3799.8	3408.6	157.9	88.0	145.3
广西	477.2	287.2	126.3	38.8	25.0
海南	183.2	147.1	25.5	10.6	0.0
重庆	505.8	403.5	66.4	27.2	8.7
四川	1129.1	837.0	187.1	80.5	24.5
贵州	383.7	228.5	89.9	44.6	20.7
云南	375.0	230.7	83.2	43.9	17.2
西藏	37.3	15.8	9.0	12.5	0.0
陕西	519.0	367.9	99.4	42.2	9.4
甘肃	234.0	125.9	68.8	38.2	1.1
青海	64.2	37.7	14.9	11.1	0.5
宁夏	105.4	76.2	20.4	8.8	0.0
新疆	405.6	263.3	94.9	47.4	0.1

注：部分数据实际值过小，因四舍五入的原因造成数据统计值为0.0。

2-1-3　2020年各地区生育保险待遇情况

地　区	享受生育保险待遇人次（万人次）	生育医疗费待遇支出（亿元）	生育津贴（亿元）
全　国	**1166.9**	**182.8**	**736.4**
北　京	53.3	11.7	77.8
天　津	22.0	2.7	14.9
河　北	32.2	5.3	27.6
山　西	16.1	4.6	7.7
内蒙古	11.8	1.8	8.0
辽　宁	47.8	4.8	23.8
吉　林	25.7	3.1	8.8
黑龙江	11.9	1.3	4.4
上　海	28.0	4.7	66.3
江　苏	127.4	14.7	64.5
浙　江	137.9	15.8	52.4
安　徽	41.2	4.9	16.7
福　建	20.5	3.8	17.6
江　西	12.5	2.5	10.5
山　东	79.3	12.5	47.9
河　南	25.2	6.9	25.6
湖　北	35.9	4.6	17.6
湖　南	30.5	3.5	18.4
广　东	201.0	37.9	97.4
广　西	16.6	3.8	9.8
海　南	10.7	2.0	3.7
重　庆	26.9	2.7	15.6
四　川	35.4	6.1	25.5
贵　州	33.6	4.2	11.4
云　南	22.3	5.5	18.6
西　藏	3.6	0.9	2.1
陕　西	16.7	3.1	12.3
甘　肃	14.5	2.1	5.8
青　海	4.9	0.8	2.4
宁　夏	6.6	1.1	6.9
新　疆	14.7	3.6	14.3

3
医疗救助篇

简要说明

一、本章主要介绍全国及31个省、自治区、直辖市医疗救助情况。主要包括救助总金额、资助参保资金数、住院救助资金数、门诊救助资金数、救助总人次数、资助参保人数、住院救助人次数、门诊救助人次数、其他有关部门实施医疗救助人次数及支出资金数等。

二、本章数据主要来源于医疗保障统计报表、民政部协助提供统计数据等。

主要指标解释

救助总金额　指在报告期内各地通过医疗救助实施救助的支出总金额。

医疗救助资助参加基本医疗保险资金数　指在报告期内通过医疗救助资助救助对象参加城乡居民基本医疗保险的资金支出数。

住院救助资金数　指在报告期内按规定实施住院救助的资金支出数。

重点救助对象救助资金数（住院）　指在报告期内对特困人员、城乡低保对象实施住院救助的资金支出数。

重特大疾病医疗救助资金数（住院）　指在报告期内对救助对象实施重特大疾病住院救助的资金支出数。

门诊救助资金数　在报告期内按规定实施门诊救助的资金支出数。

重点救助对象救助资金数（门诊）　指在报告期内对特困人员、城乡低保对象实施门诊救助的资金支出数。

重特大疾病医疗救助资金数（门诊）　指在报告期内对救助对象实施重特大疾病门诊救助的资金支出数。

其他有关部门资助参加基本医疗保险资金数　指在报告期内其他部门实施的资助困难群众参加城乡居民基本医疗保险的资金支出数。

其他有关部门实施直接救助资金数　指在报告期内其他部门实施的门诊救助和住院救助资金支出数。

救助总人次数　指在报告期内各地通过医疗救助实施救助人次数。

医疗救助资助参加基本医疗保险人数　指在报告期内各地通过医疗救助资金资助救助对象参加城乡居民基本医疗保险的人数。

资助重点救助对象人数　指在报告期内资助特困人员、城乡低保对象参加城乡居民基本医疗保险的人数。

住院救助人次数　指在报告期内按规定实施住院救助的总人次数。

重点救助对象人次数（住院）　指在报告期内获得住院救助的特困人员和城乡低保对象人次数。

重特大疾病医疗救助人次数（住院）　指在报告期内对救助对象实施重特大疾病住院救助的人次数。

门诊救助人次数　指在报告期内按规定实施门诊救助的总人次数。

重点救助对象人次数（门诊）　指在报告期内获得门诊救助的特困人员和城乡低保对象人次数。

重特大疾病医疗救助人次数（门诊）　指在报告期内对救助对象实施重特大疾病门诊救助的人次数。

其他有关部门资助参加基本医疗保险人数　指在报告期内其他有关部门资助参加基本医疗保险人数。

其他有关部门实施直接救助人次数　指在报告期内其他部门实施直接救助人次数。

3-1-1　2010-2020年医疗救助资金使用情况

单位：万元

年　份	救助总金额	医疗救助资助参加基本医疗保险资金数	住院救助资金数	门诊救助资金数	其他有关部门资助参加基本医疗保险资金数	其他有关部门实施直接救助资金数
2010	1577623	-	-	-	-	-
2011	2162502	-	-	-	-	-
2012	2306113	-	1435332	227808	-	-
2013	2574119	-	1572558	232039	-	-
2014	2839872	-	1801586	239709	-	-
2015	3036690	394921	1908143	237572	71529	222106
2016	3323311	467758	2042239	285219	72446	165572
2017	3761500	597713	2363847	297043	142011	234363
2018	4246277	1026749	2644317	325920	156240	93052
2019	5022489	1348499	2930056	412276	240586	91073
2020	5468373	1601319	3003775	519827	289311	54140

3-1-2 各地区医疗救助资金使用情况

单位：万元

地区	救助总金额	医疗救助资助参加基本医疗保险资金数	资助重点救助对象参加基本医疗保险资金数	住院救助资金数	重点救助对象救助资金数	重特大疾病医疗救助资金数
2019全国	**5022489**	**1348499**	**787958**	**2930056**	**1639009**	**673983**
2020全国	**5468373**	**1601319**	**827246**	**3003775**	**1774536**	**747130**
北京	28612	1902	1902	18250	15866	10817
天津	27847	7273	4157	13163	5465	10859
河北	219484	72251	37927	107656	76726	5613
山西	82474	18820	15510	52296	30051	10804
内蒙古	116753	20867	13366	86690	58083	31274
辽宁	161894	51996	26370	73674	53400	12792
吉林	51807	19673	16803	20958	20250	2895
黑龙江	138290	38770	26698	76115	54424	15347
上海	60886	10033	6224	31184	14165	2286
江苏	372811	90531	49123	183449	110483	53724
浙江	224857	64690	43537	115393	73106	35414
安徽	376107	124034	54646	199400	126488	60730
福建	165462	44948	7856	68981	18737	719
江西	226329	30447	22881	113609	79422	38780
山东	229388	56887	33432	139595	84916	62151
河南	234712	42463	27600	164385	89144	24424
湖北	274477	67976	48346	169327	103729	54115
湖南	233597	55227	24872	114875	76127	38887
广东	335240	105756	41023	185312	83856	68631
广西	233201	74534	45541	138130	60974	23557
海南	35372	20453	19117	13263	11207	3758
重庆	156536	36849	24988	94384	60008	25355
四川	368623	94041	60824	222510	126292	60578
贵州	221537	94094	43954	110933	56643	12372
云南	243034	104744	20350	125139	47648	13495
西藏	16827	9291	1695	6091	3289	916
陕西	101619	22833	5722	67679	38852	32170
甘肃	217479	82293	58004	127944	77154	15422
青海	73289	15482	15328	54152	52570	3067
宁夏	50498	27805	6203	19882	17462	5690
新疆	189332	94357	23246	89357	47999	10487

3-1-2 续表

单位：万元

地 区	门诊救助资金数	重点救助对象救助资金数	重特大疾病医疗救助资金数	其他有关部门资助参加基本医疗保险资金数	其他有关部门实施直接救助资金数
2019全国	**412276**	**262718**	**99642**	**240586**	**91073**
2020全国	**519827**	**344081**	**135145**	**289311**	**54140**
北 京	8460	8460	0	0	0
天 津	7411	6686	3168	0	0
河 北	35989	24426	6317	3516	72
山 西	4462	3581	1375	6782	115
内蒙古	6796	4942	2306	1982	419
辽 宁	29514	25867	6567	1939	1771
吉 林	10054	8870	6510	1122	0
黑龙江	14429	9966	3238	8975	0
上 海	17913	7778	172	0	1756
江 苏	74223	48607	15043	24051	556
浙 江	40979	27959	6832	1797	1998
安 徽	33913	25324	14973	18760	0
福 建	24563	8391	57	21542	5428
江 西	21685	15187	9135	46706	13882
山 东	19432	13526	6788	10948	2525
河 南	11039	6109	3845	8653	8172
湖 北	20346	14451	10127	16515	314
湖 南	11613	7187	4736	44813	7070
广 东	39808	21357	4360	4363	0
广 西	13346	6405	4270	4534	2657
海 南	1513	1330	483	82	61
重 庆	24912	18096	14546	391	0
四 川	15622	10091	5520	31959	4491
贵 州	3352	1470	956	12573	585
云 南	2991	1855	546	8283	1877
西 藏	477	103	5	969	0
陕 西	11107	5805	2010	0	0
甘 肃	2457	1860	560	4556	230
青 海	3655	3635	0	0	0
宁 夏	2812	2671	0	0	0
新 疆	4958	2084	702	499	162

3-2-1　全国医疗救助受益人数情况

年　份	救助总人次（万人次）	医疗救助资助参加基本医疗保险人数（万人）	重点救助对象人数	住院救助人次数（万人次）	重点救助对象人次数	重特大疾病医疗救助人次数
2018	13294.7	6692.3	3626.1	2297.7	1281.4	293.9
2019	16036.9	7538.4	4006.5	2608.7	1551.4	401.8
2020	18608.5	8641.4	4272.1	2843.5	1731.3	521.4

3-2-1　续表

年　份	门诊救助人次数（万人次）	重点救助对象人次数	重特大疾病医疗救助人次数	其他有关部门资助参加基本医疗保险人数（万人）	其他有关部门实施直接救助人次数（万人次）
2018	3063.3	1646.5	589.1	981.6	259.8
2019	4441.6	2424.4	632.2	1212.4	235.9
2020	5560.7	3442.5	925.0	1342.8	220.1

4

商业健康保险篇

简要说明

一、本章主要介绍全国商业健康保险的情况。主要包括商业健康保险保费收入、理赔支出等。

二、本章数据主要来源于中国银行保险监督管理委员会协助提供的统计数据等。

主要指标解释

保费收入 指商业健康保险投保人为取得保险人在约定范围内所承担赔偿责任而支付给保险人的费用。

理赔支出 指商业健康保险保险人根据保险合同的规定，向被保险人支付的赔偿保险责任损失的金额。

4-1-1　全国商业健康保险情况

年　份	开展保险机构数（个）	保费收入（亿元）	理赔支出（亿元）
2007	62	384	117
2008	81	586	175
2009	89	574	217
2010	93	574	232
2011	96	692	360
2012	106	863	298
2013	115	1123	411
2014	117	1587	571
2015	124	2410	763
2016	136	4042	1001
2017	149	4389	1295
2018	156	5448	1744
2019	157	7066	2351
2020	158	8173	2921

5 医疗互助篇

简要说明

一、本章主要介绍全国职工医疗互助的情况。主要包括：参保人次、受益人次、互助金收入、互助金支出、人均赔付金额等。

二、本章数据来源于全国总工会协助提供的统计数据。

主要指标解释

参保人次 指报告期内参加医疗互助人次。

受益人次 指报告期内享受医疗互助政策人次。

5-1-1　2015-2020年职工医疗互助收支情况

单位：万元

年　份	互助金收入	互助金支出
2015	248842.4	231376.4
2016	369996.5	295175.0
2017	507548.6	434905.3
2018	582514.5	466284.4
2019	170785.0	-
2020	465225.4	403068.8

5-1-2 2020年职工互助保障活动参保受益及互助金收支情况

地　区	参保人次（人次）	受益人次（人次）	互助金收入（元）	互助金支出（元）	按人次人均赔付金额（元）
全　国	**46252779**	**8482186**	**4652253853**	**4030688449**	**475**
北　京	-	3347400	344245910	344245910	103
河　北	21934	243	8773600	859395	3537
内蒙古	1106304	32035	112048800	25388900	793
辽　宁	239136	10160	-	14585030	1436
吉　林	862116	38394	757400	48014413	1251
上　海	10170580	3655521	2089362717	1864010293	510
江　苏	1008513	26771	79020514	54576858	2039
浙　江	500219	18871	46442525	40477954	2145
安　徽	1046624	14851	-	36623794	2466
山　东	3419309	139046	5832287	50223645	361
湖　南	239526	7505	13925648	12499544	1665
广　东	2849974	78358	-	183366659	2340
广　西	1450892	65000	42413835	121671300	1872
重　庆	1163361	35223	144248830	87195224	2476
四　川	1035201	50907	109684981	82449214	1620
云　南	3341153	409202	406574280	331873300	811
甘　肃	670254	27442	60866222	30837452	1124
青　海	2749	-	274900	-	-
全国总工会本级	17124934	525257	1187781404	701789565	1336

5-1-3　2015-2020年职工医疗互助参保受益情况

年　份	参保人次（万人次）	受益人次（万人次）	人均赔付金额（元）
2015	3794.0	426.1	543.0
2016	4909.3	309.9	952.0
2017	5752.9	297.7	1461.0
2018	6342.5	326.0	1430.0
2019	2923.0	-	-
2020	4625.3	848.2	457.2

6
长期护理保险篇

简要说明

一、本章主要介绍长期护理保险制度试点地区（包括承德、长春、齐齐哈尔、上海、南通、苏州、宁波、安庆、上饶、青岛、荆门、广州、重庆、成都、石河子等 15 个试点城市和山东、吉林 2 个重点联系省份）长期护理保险情况。主要包括：参保人数、基金收入、基金支出、享受待遇人数。

二、本章数据来源于国家和各长期护理保险制度试点地区医保部门提供的统计数据。

主要指标解释

长期护理保险参保人数　指报告期末参加长期护理保险人员的合计。

长期护理保险基金收入　指根据国家和各试点地区有关规定，由纳入长期护理保险范围的缴费单位和个人，按规定的缴费基数和缴费比例缴纳的基金，或按规定的缴费额缴纳的基金，以及通过财政补贴、其他方式取得的形成基金来源的款项。

长期护理保险基金支出　指按照国家和各试点地区规定的开支范围和开支标准从长期护理保险基金中支付给经评估认定符合待遇享受条件的参加长期护理保险的人员的长期护理保险待遇支出，以及其他支出。

长期护理保险享受待遇人数　指报告期内享受长期护理保险待遇的人数。

6-1-1　2017-2020年试点地区长期护理保险情况

年份	长期护理保险			
	参保人数（万人）	享受待遇人数（人）	基金收入（万元）	基金支出（万元）
2017	4468.7	75252	310039.3	57696.1
2018	7691.0	276075	1704695.7	827465.8
2019	9815.2	747340	1768532.9	1120442.1
2020	10835.3	835094	1961373.2	1313767.2

7

医药服务篇

简要说明

一、本章主要介绍全国及31个省、自治区、直辖市全国医保定点医疗机构和定点零售药店情况、基本医疗保险药品目录调整情况、全国药品生产流通情况、历年全国医疗卫生事业发展情况、2019年各地区医疗卫生事业发展总体情况和历年中国卫生总费用筹资来源情况。主要包括：定点医疗机构数，定点零售药店数、药品目录、截至期末药品生产许可证数量、截至2020年底药品生产许可证数量、医疗卫生机构数、医疗卫生机构人员数、医疗卫生机构床位数、医疗卫生机构总收入、医疗卫生机构总支出、门诊病人次均医药费用、住院病人人均医药费用、医疗卫生机构诊疗人次数、医疗卫生机构住院人次数、政府卫生支出、社会卫生支出、个人卫生支出、卫生总费用占国内生产总值比重、人均卫生总费用等。

二、本章数据来源于医疗保障统计报表、《中国卫生健康统计年鉴》、卫生健康事业发展统计公报和国家药监局提供的数据。

主要指标解释

卫生总费用 指一个国家或地区在一定时期内，为开展卫生服务活动从全社会筹集的卫生资源的货币总额，按来源法核算。它反映一定经济条件下，政府、社会和居民个人对卫生保健的重视程度和费用负担水平，以及卫生筹资模式的主要特征和卫生筹资的公平性合理性。

医疗卫生机构 指从卫生健康行政部门取得《医疗机构执业许可证》，或从民政、工商行政、机构编制管理部门取得法人单位登记证书，为社会提供医疗保健、疾病控制、卫生监督服务或从事医学科研和医学在职培训等工作的单位。医疗卫生机构包括医院、基层医疗卫生机构、专业公共卫生机构、其他医疗卫生机构。

卫生人员 指在医院、基层医疗卫生机构、专业公共卫生机构及其他医疗卫生机构工作的职工，包括卫生技术人员、乡村医生和卫生员、其他技术人员、管理人员和工勤人员。一律按支付年底工资的在岗职工统计，包括各类聘任人员（含合同工）及返聘本单位半年以上人员，不包括临时工、离退休人员、退职人员、离开本单位仍保留劳动关系人员、本单位返聘和临聘不足半年人员。

床位数 指年底固定实有床位（非编制床位），包括正规床、简易床、监护床、正在消毒和修理的床位、因扩建或大修而停用的床位，不包括产科新生儿床、接产室待产床、库存床、观察床、临时加床和病人家属陪侍床。

医疗卫生机构总收入 指医疗卫生机构为开展业务及其他活动依法取得的非偿还性资金。总收入包括医疗收入、财政补助收入、科教项目收入/上级补助收入、其他收入。

医疗卫生机构总支出 指医疗卫生机构在开展业务及其他活动中发生的资金耗费和损失。包括医疗业务成本/医疗卫生支出、财政项目补助支出/财政基建设备补助支出、科教项目支出、管理费用和其他支出。

门诊病人次均医药费用 又称每诊疗人次医药费用、次均门诊费用。即医疗门诊收入/总诊疗人次数。

住院病人人均医药费用 又称出院者人均医药费用、人均住院费用。即医疗住院收入/出院人数。

诊疗人次数 指所有诊疗工作的总人次数，统计界定原则为：①按挂号数统计，包括门诊、急诊、出诊、预约诊疗、单项健康检查、健康咨询指导（不含健康讲座）人次。患者一次就诊多次挂号，按实际诊疗次数统计，不包括根据医嘱进行的各项检查、治疗、处置工作量以及免疫接种、健康管理服务人次数。②未挂号就诊、本单位职工就诊及外出就诊（不含外出会诊）不收取挂号费的，按实际诊疗人次统计。

卫生总费用占国内生产总值比重 指某年卫生总费用与同期国内生产总值（GDP）之比，是用来反映一定时期国家对卫生事业的资金投入力度以及政府和全社会对卫生对居民健康的重视程度。

政府卫生支出 指各级政府用于医疗卫生服务、医疗保障补助、卫生和医疗保障行政管理、人口与计划生育事务性支出等各项事业的经费。

社会卫生支出 指政府支出外的社会各界对卫生事业的资金投入。包括社会医疗保障支出、商业健康保险费、社会办医支出、社会捐赠援助、行政事业性收费收入等。

个人卫生支出 指城乡居民在接受各类医疗卫生服务时的现金支付，包括享受各种医疗保险制度的居民就医时自付的费用。可分为城镇居民、农村居民个人现金卫生支出，反映城乡居民医疗卫生费用的负担程度。

人均卫生费用 即某年卫生总费用与同期平均人口数之比。

7-1-1　2018-2020年全国医保定点医疗机构和定点零售药店情况

单位：万家

年　份	定点医疗机构	非公立医疗机构	定点零售药店
2018	19.3	6.2	34.1
2019	19.9	6.6	38.9
2020	38.2	15.7	39.4

注：2019年居民医保和新农合整合，原新农合定点医疗机构纳入了基本医疗保险定点范围。

7-2-1　2016-2020年基本医疗保险药品目录调整情况

单位：种

年　份	数量(不含中药饮片)	西药	中成药	协议期内谈判药	中药饮片
2016	2196	1164	1032	0	-
2017	2571	1297	1238	36	-
2018	2588	1297	1238	53	-
2019	2709	1279	1316	114	892
2020	2800	1264	1315	221	892

7-3-1　2017-2020年全国药品生产流通情况

单位：件

年　份	截至期末药品生产许可证数量	截至期末药品经营企业许可证数量
2017	7226	472293
2018	7409	508332
2019	7623	544132
2020	7690	573295

7-3-2　2020年全国药品生产流通情况

单位：件

地　区	截至2020年底药品生产许可证数量	截至2020年底药品经营企业许可证数量
全　国	**7690**	**573295**
北　京	227	5367
天　津	111	4842
河　北	423	29098
山　西	161	14179
内蒙古	111	15260
辽　宁	250	24730
吉　林	335	15395
黑龙江	221	22083
上　海	206	4278
江　苏	578	30987
浙　江	329	22030
安　徽	450	20819
福　建	135	11314
江　西	235	13245
山　东	460	42351
河　南	336	33153
湖　北	331	16519
湖　南	220	22527
广　东	586	55610
广　西	244	20391
海　南	99	5334
重　庆	127	17881
四　川	488	47721
贵　州	168	15709
云　南	248	21835
西　藏	26	641
陕　西	222	14933
甘　肃	213	7728
青　海	51	2088
宁　夏	35	4672
新　疆	64	10575

7-4-1　历年全国医疗卫生事业发展情况

年　份	卫生机构、人员及设施			卫生经费	医疗服务	
	医疗卫生机构数（个）	卫生人员数（人）	医疗卫生机构床位数（万张）	卫生总费用（亿元）	医疗卫生机构诊疗人次数（万人次）	医疗卫生机构入院人数（万人）
2002	1005004	6528674	313.6	5790.0	214524.8	5991
2003	806243	6216971	316.4	6584.1	209629.4	6092
2004	849140	6332739	326.8	7590.3	399134.1	6676
2005	882206	6447246	336.8	8659.9	409725.9	7184
2006	918097	6681184	351.2	9843.3	446373.3	7906
2007	912263	6964389	370.1	11574.0	471913.0	9827
2008	891480	7251803	403.9	14535.4	490089.7	11483
2009	916571	7781448	441.7	17541.9	548767.1	13256
2010	936927	8207502	478.7	19980.4	583761.6	14174
2011	954389	8616040	516.0	24345.9	627122.6	15298
2012	950297	9115705	572.5	28119.0	688832.9	17857
2013	974398	9790483	618.2	31669.0	731401.0	19215
2014	981432	10234213	660.1	35312.4	760186.6	20441
2015	983528	10693881	701.5	40974.6	769342.5	21053
2016	983394	11172945	741.1	46344.9	793170.0	22728
2017	986649	11748972	794.0	52598.3	818311.0	24436
2018	997433	12300325	840.4	59121.9	830801.7	25453
2019	1007579	12928335	880.7	65841.4	871987.3	26596

注：本表相关数据来自《中国卫生健康统计年鉴》。

7-4-2　2019年各地区医疗卫生事业发展总体情况

地　区	卫生机构、人员及设施			卫生经费	
	医疗卫生机构数（个）	卫生人员数（人）	医疗卫生机构床位数（张）	医疗卫生机构总收入（万元）	医疗卫生机构总支出（万元）
全　国	**1007579**	**12928335**	**8806956**	**464413777**	**440964157**
北　京	10336	343167	127777	27023335	26261239
天　津	5962	139232	68262	7789515	7448817
河　北	84651	647179	430079	18115221	17240724
山　西	42162	341650	218441	8847001	7954326
内蒙古	24564	249270	161083	6589333	6416898
辽　宁	34238	396701	313847	12369736	11871406
吉　林	22198	246368	170332	7667486	7348065
黑龙江	20375	305615	262575	9309216	8862299
上　海	5597	248653	146454	22287860	21264769
江　苏	34796	786334	516015	33861065	33142587
浙　江	34119	628000	350191	30803440	29053370
安　徽	26435	454604	347395	14741901	14071426
福　建	27788	334346	202211	11918340	10979601
江　西	37029	348273	267135	11234729	10539064
山　东	83616	1000633	629722	29528495	28650125
河　南	70734	887780	640147	24522849	23523256
湖　北	35515	526298	403300	18897997	17695155
湖　南	57230	618258	506330	18000065	17141208
广　东	53900	961948	545196	46798531	44453255
广　西	33679	440387	277357	13067021	12173952
海　南	5417	85927	49764	2949850	2692592
重　庆	21057	287998	231806	10238393	9613195
四　川	83756	793401	631763	25775331	24173389
贵　州	28511	347145	264986	9172488	8592514
云　南	25587	429274	311899	12369140	11393208
西　藏	6940	38840	17063	853536	663618
陕　西	35404	435556	265814	11232422	10805086
甘　肃	26697	228512	181172	5993565	5329407
青　海	6513	61994	41443	1957522	1776822
宁　夏	4397	68618	40971	2221325	2107069
新　疆	18376	236374	186426	8277072	7725716

7-4-2 续表

地 区	卫生经费		医疗服务	
	门诊病人次均医药费用(元)	住院病人人均医药费用(元)	医疗卫生机构诊疗人次数(次)	医疗卫生机构入院人次数(次)
全 国	**290.8**	**9848.4**	**8719873082**	**265961246**
北 京	561.4	23359.8	248863924	3848599
天 津	362.3	18027.6	122885315	1698810
河 北	256.5	9567.2	432278975	11923307
山 西	271.3	9698.8	131456549	5015374
内蒙古	271.4	8861.5	107012004	3625324
辽 宁	329.0	10313.2	199875532	7082871
吉 林	289.8	10485.5	110419561	4022790
黑龙江	281.5	9272.8	112508919	6047380
上 海	404.6	19272.3	275599946	4549400
江 苏	297.4	11803.1	617216469	15282105
浙 江	278.1	11616.7	681331526	11043284
安 徽	255.2	7822.6	333159292	10358862
福 建	281.9	9600.7	248996411	6092167
江 西	277.4	8583.1	236277434	8843742
山 东	270.6	10081.4	674640523	18596848
河 南	212.0	8662.5	610202911	20217205
湖 北	265.6	9793.9	353825758	13687592
湖 南	320.2	8433.1	280980963	16161827
广 东	300.2	12394.5	891797672	18159547
广 西	221.7	9280.6	261311747	10464449
海 南	286.2	10469.9	52526284	1289357
重 庆	329.9	8527.5	175482812	7528717
四 川	269.8	8528.0	560264451	19815877
贵 州	252.6	6177.6	175797327	8600968
云 南	219.1	6480.8	282443267	10115308
西 藏	220.1	9314.6	16342879	305595
陕 西	256.9	7922.7	208989669	8192828
甘 肃	210.5	6168.9	126888408	5201177
青 海	235.4	9376.6	26593571	1059821
宁 夏	242.6	8086.9	43583230	1233176
新 疆	245.6	7857.5	120319753	5896939

7-4-3 历年中国卫生总费用筹资来源情况

年 份	卫生总费用(亿元)	政府卫生支出		社会卫生支出		个人卫生支出		卫生总费用占国内生产总值比重(%)	人均卫生总费用(元)
		绝对数(亿元)	占比(%)	绝对数(亿元)	占比(%)	绝对数(亿元)	占比(%)		
2008	14535.4	3593.9	24.7	5065.6	34.9	5875.9	40.4	4.6	1094.5
2009	17541.9	4816.3	27.5	6154.5	35.1	6571.2	37.5	5.0	1314.3
2010	19980.4	5732.5	28.7	7196.6	36.0	7051.3	35.3	4.9	1490.1
2011	24345.9	7464.2	30.7	8416.5	34.6	8465.3	34.8	5.0	1807.0
2012	28119.0	8432.0	30.0	10030.7	35.7	9656.3	34.3	5.2	2076.7
2013	31669.0	9545.8	30.1	11393.8	36.0	10729.3	33.9	5.3	2327.4
2014	35312.4	10579.2	30.0	13437.8	38.1	11295.4	32.0	5.5	2581.7
2015	40974.6	12475.3	30.5	16506.7	40.3	11992.7	29.3	6.0	2980.8
2016	46344.9	13910.3	30.0	19096.7	41.2	13337.9	28.8	6.2	3351.7
2017	52598.3	15205.9	28.9	22258.8	42.3	15133.6	28.8	6.3	3783.8
2018	59121.9	16399.1	27.7	25810.8	43.7	16912.0	28.6	6.4	4237.0
2019	65841.4	18017.0	27.4	29150.6	44.3	18673.9	28.4	6.6	4702.8
2020	72306.4	21998.3	30.4	30252.8	41.8	20055.3	27.7	7.1	5146.4

8

人口、经济、社会统计

简要说明

一、本章主要介绍全国及31个省、自治区、直辖市全国人口基本情况、全国各地区人口数、全国各地区人口年龄结构、全国各地区性别比、人口密度与抚养比、国内生产总值与一般公共预算收支、2019年各地区生产总值与一般公共预算收支、全国就业和工资情况、全国农村居民贫困情况，包括人口出生率、人口死亡率、人口自然增长率、人口年龄构成、少年儿童抚养比、老年人口抚养比、人口总抚养比、国内生产总值、人均国内生产总值、一般公共预算收入、一般公共预算支出、城镇登记失业率等。

二、本章数据来源于《中国统计年鉴》《中国卫生健康统计年鉴》。

主要指标解释

人口数 指一定时点、一定范围内有生命的个人总和。年度统计的年末人口数指每年12月31日24时的人口数。年度统计的全国人口数不包括台湾省和港澳同胞以及海外华侨人数。

出生率 又称粗出生率。指年内一定地区出生人数与同期平均人数之比，一般用‰表示。出生人数指活产数，年平均人数指年初和年底人口数的平均数，也可用年中人口数代替。

死亡率 又称粗死亡率。指年内一定地区的死亡人数与同期平均人数之比，一般用‰表示。

人口自然增长率 指年内一定地区的人口自然增加数（出生人数减死亡人数）与同期平均人数之比（或者人口自然增长率=出生率-死亡率），一般用‰表示。

城镇人口和乡村人口 其定义有三种口径。第一种口径（按行政建制）：城镇人口指市辖区内和县辖镇的全部人口；乡村人口指县辖乡人口。第二种口径（按常住人口划分）：城镇是指设区的市的区人口，不设区的市的街道人口和不设区的市所辖镇的居民委员会人口，县辖镇的居民委员会人口；乡村人口指上述人口以外的全部人口。第三种口径：按国家统计局1999年发布的《关于统计上划分城乡的规定（试行）》计算的。1952-1980年为第一种口径的数据，1981-1999年为第二种口径的数据，2000-2011年按第三种口径计算。

性比例 指男性人数与女性人数之比。计算公式：男性人数/女性人数×100%。

人口密度 指一定时期单位土地面积上的人口数。计算公式：人口密度=某地区人口数/该地区土地面积（人/千米^2）

总抚养比 又称总负担系数，指人口总体中非劳动年龄人口与劳动年龄人口之比。通常用%表示。说明每100名劳动年龄人口大致要负担多少名非劳动年龄人口。用于从人口角度反映人口与经济发展的基本关系。计算公式：负担老年系数=（0-14岁人口+65岁以上人口）/（15-64岁人口）×100%。

少年儿童抚养比 又称少年儿童抚养系数，指某一人口中少年儿童人口数与劳动年龄人口数之比。通常用%表示。说明每100名劳动年龄人口大致要负担多少名少年儿童。用于从人口角度反映人口与经济发展的基本关系。计算公式：负担少年系数=（0-14岁人口）/（15-64岁人口）×100%。

老年人口抚养比 又称老年人口抚养系数，指某一人口中老年人口数与劳动年龄人口数之比。通常用%表示。说明每100名劳动年龄人口大致要负担多少名老年人。老年人口抚养比是从经济角度反映人口老化社会后果的指标之一。计算公式：负担老年系数=（65岁以上人口）/（15-64岁人口）×100%。

国内生产总值（GDP） 指一个国家或地区所有常住单位在一定时期内生产活动的最终成果。国内生产总值有三种表现形式，既价值形态，收入形态和产品形态。从价值形态看，它是所有常住单位在一定时期内生产的全部货物和服务价值超过同期的中间投入的全部非固定资产货物和服务价值的差额，即所有常住单位的增加值之和；从收入形态来看，它是所有常住单位在一定时期内创造并分配给常住单位和非常住单位的初次收入分配之和；从产品形态看，它是所有常住单位在一定时期内最终使用的货物和服务价值，与货物和服务净出口价值之和，在实际核算中，国内生产总值有三种计算方法，即生产法（总产出减中间投入）、收入法（由劳动者报酬、生产税净额、固定资产折旧、营业盈余组成）和支出法（由最终消费、资本形成总额、货物和服务净出口组成）。

三种方法分别从不同的方法反映国内生产总值。

一般公共预算收入 指政府凭借国家政治权力，以社会管理者身份筹集以税收为主体的财政收入，用于保障和改善民生、维持国家机构正常运转、保障国家安全等方面的各项收支。全国一般公共预算收入与支出决算由中央级决算和地方总决算组成。省（自治区、直辖市）级决算及其所属市（州）、县（区）总决算汇总组成省（自治区、直辖市）总决算；各省（自治区、直辖市）总决算汇总成地方总决算。中央级决算、省（自治区、直辖市）级决算和市（州）、县（区）总决算，由同级主管部门汇总的行政事业单位决算、企业财务决算、基本建设财务决算和金库年报、税收年报等组成。

城镇登记失业人员 指有非农业户口，在一定的劳动年龄内，有劳动能力，无业而要求就业，并在当地就业服务机构进行求职登记的人员。

城镇登记失业率 城镇失业率指城镇登记失业人数同城镇从业人数与城镇登记失业人数之和的比。计算公式：城镇登记失业率=城镇登记失业人数/（城镇从业人数+城镇登记失业人数）×100%。城镇登记失业率指城镇登记失业人员与城镇单位从业人员（扣除使用的农村劳动力、聘用的离退休人员、港澳台及外方人员）、城镇单位中的不在岗职工、城镇私营企业主、个体户主、城镇私营企业和个体从业人员、城镇登记失业人员之和的比。

8-1-1 全国人口基本情况

指 标	2014	2015	2016	2017	2018	2019
年末总人口(万人)	136782	137462	138271	139008	139538	140005
按性别分(万人)						
男性人口	70079	70414	70815	71137	71351	71527
女性人口	66703	67048	67456	67871	68187	68478
按城乡分(万人)						
城镇人口	74916	77116	79298	81347	83137	84843
农村人口	61866	60346	58973	57661	56401	55162
性别比重(%)						
男性人口	51.2	51.2	51.2	51.2	51.1	51.1
女性人口	48.8	48.8	48.8	48.8	48.9	48.9
出生率(‰)	12.4	12.1	13.0	12.4	10.9	10.5
死亡率(‰)	7.2	7.1	7.1	7.1	7.1	7.1
自然增长率(‰)	5.2	5.0	5.9	5.3	3.8	3.3
人口年龄构成(%)						
0-15岁人口	17.5	17.6	17.7	17.8	17.8	17.8
16-59岁人口	67.0	66.3	65.6	64.9	64.3	64.0
60岁及以上人口	15.5	16.1	16.7	17.3	17.9	18.1
人口总抚养比(%)	36.1	37.0	37.9	39.2	40.4	41.5
少年儿童抚养比(%)	22.5	22.6	22.9	23.4	23.7	23.8
老年人口抚养比(%)	13.7	14.3	15.0	15.9	16.8	17.8

8-1-2 全国各地区人口数

单位：万人

地区	2000	2005	2010	2012	2014
总计	**126743**	**130756**	**134091**	**135404**	**136782**
东部	47684	50609	55039	55850	56560
中部	42182	41738	42276	42511	42847
西部	36192	35976	36070	36428	36839
北京	1357	1538	1961	2069	2152
天津	1001	1043	1299	1413	1517
河北	6674	6851	7194	7288	7384
山西	3248	3355	3574	3611	3648
内蒙古	2372	2386	2472	2490	2505
辽宁	4184	4221	4375	4389	4391
吉林	2682	2716	2747	2750	2752
黑龙江	3807	3820	3833	3834	3833
上海	1641	1778	2303	2380	2426
江苏	7327	7475	7869	7920	7960
浙江	4596	4898	5447	5477	5508
安徽	6286	6120	5957	5988	6083
福建	3410	3535	3693	3748	3806
江西	4149	4311	4462	4504	4542
山东	8998	9248	9588	9685	9789
河南	9488	9380	9405	9406	9436
湖北	5960	5710	5728	5779	5816
湖南	6562	6326	6570	6639	6737
广东	7707	9194	10441	10594	10724
广西	4750	4660	4610	4682	4754
海南	789	828	869	887	903
重庆	3092	2798	2885	2945	2991
四川	8602	8212	8045	8076	8140
贵州	3756	3730	3479	3484	3508
云南	4241	4450	4602	4659	4714
西藏	258	277	301	308	318
陕西	3644	3720	3735	3753	3775
甘肃	2557	2594	2560	2578	2591
青海	517	543	563	573	583
宁夏	554	596	633	647	662
新疆	1849	2010	2185	2233	2298

8-1-2 续表

单位：万人

地 区	2015	2016	2017	2018	2019
总 计	**137462**	**138271**	**139008**	**139538**	**140005**
东 部	56901	57329	57733	58109	58516
中 部	43054	43241	43406	43588	43688
西 部	37507	37414	37695	37956	38180
北 京	2171	2173	2171	2154	2154
天 津	1547	1562	1557	1560	1562
河 北	7425	7470	7520	7556	7592
山 西	3664	3682	3702	3718	3729
内蒙古	2511	2520	2529	2534	2540
辽 宁	4382	4378	4369	4359	4352
吉 林	2753	2733	2717	2704	2691
黑龙江	3812	3799	3789	3773	3751
上 海	2415	2420	2418	2424	2428
江 苏	7976	7999	8029	8051	8070
浙 江	5539	5590	5657	5737	5850
安 徽	6144	6196	6255	6324	6366
福 建	3839	3874	3911	3941	3973
江 西	4566	4592	4622	4648	4666
山 东	9847	9947	10006	10047	10070
河 南	9480	9532	9559	9605	9640
湖 北	5852	5885	5902	5917	5927
湖 南	6783	6822	6860	6899	6918
广 东	10849	10999	11169	11346	11521
广 西	4796	4838	4885	4926	4960
海 南	911	917	926	934	945
重 庆	3017	3048	3075	3102	3124
四 川	8204	8262	8302	8341	8375
贵 州	3530	3555	3580	3600	3623
云 南	4742	4771	4801	4830	4858
西 藏	324	331	337	344	351
陕 西	3793	3813	3835	3864	3876
甘 肃	2600	2610	2626	2637	2647
青 海	588	593	598	603	608
宁 夏	668	675	682	688	695
新 疆	2360	2398	2445	2487	2523

8-1-3 全国各地区人口年龄结构

地区	年龄别人口					
	2010(万人)			2018(人)		
	0-14岁	15-64岁	65岁及以上	0-14岁	15-64岁	65岁及以上
总 计	**22246**	**99843**	**11883**	**192963**	**815039**	**136645**
东 部	7959	42107	4928	73131	344308	58983
中 部	7371	31167	3713	63320	251834	42031
西 部	6822	25981	3229	56511	218896	35632
北 京	169	1622	171	1850	13834	1989
天 津	127	1057	110	1314	10083	1397
河 北	1209	5384	592	11440	42612	7854
山 西	611	2690	271	4753	22580	3147
内蒙古	348	1936	187	2759	15976	2047
辽 宁	500	3424	451	3628	26763	5353
吉 林	329	2187	230	2725	16705	2743
黑龙江	458	3054	319	3267	23899	3780
上 海	199	1870	233	1955	14950	2972
江 苏	1023	5986	857	9061	47499	9435
浙 江	719	4216	508	6441	34485	6108
安 徽	1070	4275	606	9631	35341	6840
福 建	571	2828	291	5402	23842	3065
江 西	975	3143	339	7725	26648	3707
山 东	1507	7129	943	14842	55071	12495
河 南	1975	6642	786	16761	53220	8698
湖 北	796	4407	520	7445	34995	6059
湖 南	1157	4769	642	11013	38446	7057
广 东	1762	7965	704	15729	69608	7687
广 西	999	3178	425	8821	27486	4046
海 南	173	626	68	1469	5561	629
重 庆	490	2061	333	4303	17435	3678
四 川	1364	5797	881	11185	46915	10244
贵 州	876	2300	298	6558	19585	3344
云 南	953	3293	351	7157	28637	3790
西 藏	73	212	15	663	1994	160
陕 西	549	2865	318	4555	23592	3536
甘 肃	464	1883	211	3802	15366	2446
青 海	118	409	35	967	3603	375
宁 夏	135	454	40	1131	4000	507
新 疆	453	1593	135	4610	14307	1458

注：2010年系人口普查数字，2018年系全国人口变动情况抽样调查样本数据，抽样比为0.820‰。

8-1-3 续表

地 区	年龄构成(%)					
	2010			2018		
	0-14岁	15-64岁	65岁及以上	0-14岁	15-64岁	65岁及以上
总 计	**16.6**	**74.5**	**8.9**	**16.9**	**71.2**	**11.9**
东 部	14.8	75.2	10.0	15.4	72.3	12.4
中 部	17.3	73.3	9.4	17.7	70.5	11.8
西 部	19.3	71.1	9.6	18.2	70.4	11.5
北 京	8.6	82.7	8.7	10.5	78.3	11.3
天 津	9.8	81.7	8.5	10.3	78.8	10.9
河 北	16.8	74.9	8.2	18.5	68.8	12.7
山 西	17.1	75.3	7.6	15.6	74.1	10.3
内蒙古	14.1	78.3	7.6	13.3	76.9	9.8
辽 宁	11.4	78.3	10.3	10.2	74.9	15.0
吉 林	12.0	79.6	8.4	12.3	75.3	12.4
黑龙江	12.0	79.7	8.3	10.6	77.2	12.2
上 海	8.6	81.3	10.1	9.8	75.2	15.0
江 苏	13.0	76.1	10.9	13.7	72.0	14.3
浙 江	13.2	77.5	9.3	13.7	73.3	13.0
安 徽	18.0	71.8	10.2	18.6	68.2	13.2
福 建	15.5	76.7	7.9	16.7	73.8	9.5
江 西	21.9	70.5	7.6	20.3	70.0	9.7
山 东	15.7	74.4	9.8	18.0	66.8	15.2
河 南	21.0	70.6	8.4	21.3	67.6	11.1
湖 北	13.9	77.0	9.1	15.4	72.2	12.5
湖 南	17.6	72.6	9.8	19.5	68.0	12.5
广 东	16.9	76.4	6.8	16.9	74.8	8.3
广 西	21.7	69.1	9.2	21.9	68.1	10.0
海 南	20.0	72.2	7.8	19.2	72.6	8.2
重 庆	17.0	71.5	11.6	16.9	68.6	14.5
四 川	17.0	72.1	11.0	16.4	68.6	15.0
贵 州	25.2	66.2	8.6	22.2	66.4	11.3
云 南	20.7	71.6	7.6	18.1	72.3	9.6
西 藏	24.4	70.5	5.1	23.5	70.8	5.7
陕 西	14.7	76.8	8.5	14.4	74.5	11.2
甘 肃	18.2	73.6	8.2	17.6	71.1	11.3
青 海	20.9	72.8	6.3	19.6	72.9	7.6
宁 夏	21.5	72.1	6.4	20.1	70.9	9.0
新 疆	20.8	73.0	6.2	22.6	70.2	7.2

8-1-4 全国各地区性别比、人口密度与抚养比

地 区	性别比(女=100)			人口密度(人/千米^2)
	2000	2010	2018	2000
总 计	**106.7**	**105.2**	**104.6**	**132**
北 京	109.0	106.8	98.8	823
天 津	104.0	114.5	115.7	886
河 北	103.7	102.8	101.7	359
山 西	107.3	105.6	104.7	211
内蒙古	107.2	108.1	104.3	20
辽 宁	104.0	102.5	100.4	290
吉 林	104.9	102.7	102.0	146
黑龙江	104.6	103.2	102.9	81
上 海	105.7	106.2	106.6	2657
江 苏	102.6	101.5	103.4	725
浙 江	105.6	105.7	108.0	459
安 徽	106.6	103.4	106.1	429
福 建	106.4	106.0	108.4	286
江 西	108.3	107.5	105.8	248
山 东	102.5	102.3	100.8	579
河 南	106.6	102.1	102.5	554
湖 北	108.6	105.6	106.2	324
湖 南	109.0	105.8	101.5	304
广 东	103.8	109.0	117.3	486
广 西	112.7	108.3	108.5	190
海 南	109.8	110.9	104.7	232
重 庆	108.0	102.4	100.4	375
四 川	107.0	103.1	98.7	172
贵 州	110.1	106.9	109.4	200
云 南	110.1	107.8	107.7	109
西 藏	102.6	105.7	99.0	2.1
陕 西	108.4	106.9	100.5	175
甘 肃	107.6	104.4	103.7	56
青 海	107.1	107.4	108.3	7.2
宁 夏	105.3	105.1	98.3	108
新 疆	107.3	105.3	99.8	12

注：2000年、2010年系人口普查数字，2018年系全国人口变动情况抽样调查样本数据，抽样比为0.820‰。

8-1-4 续表

地 区	少年儿童抚养比(%)			老年人口抚养比(%)		
	2000	2010	2018	2000	2010	2018
总 计	**32.7**	**22.3**	**23.7**	**10.0**	**12.0**	**16.8**
北 京	17.4	10.4	13.4	10.8	10.5	14.4
天 津	22.4	12.0	13.0	11.1	10.4	13.9
河 北	32.5	22.5	26.9	9.8	11.0	18.4
山 西	38.0	22.7	21.1	9.1	10.1	13.9
内蒙古	29.0	18.0	17.3	7.3	9.7	12.8
辽 宁	23.7	14.6	13.6	10.5	13.2	20.0
吉 林	25.2	15.1	16.3	7.8	10.5	16.4
黑龙江	25.0	15.0	13.7	7.2	10.4	15.8
上 海	16.0	10.6	13.1	15.1	12.5	19.9
江 苏	27.5	17.1	19.1	12.2	14.3	19.9
浙 江	24.7	17.1	18.7	12.1	12.1	17.7
安 徽	38.1	24.7	27.3	11.1	14.2	19.4
福 建	32.7	20.2	22.7	9.3	10.3	12.9
江 西	38.3	31.1	29.0	9.0	10.8	13.9
山 东	29.3	21.2	27.0	11.3	13.2	22.7
河 南	38.7	29.7	31.5	10.4	11.8	16.3
湖 北	32.3	18.1	21.3	8.9	11.8	17.3
湖 南	31.4	24.3	28.7	10.3	13.5	18.4
广 东	34.6	22.1	22.6	8.7	8.9	11.0
广 西	39.4	31.4	32.1	10.7	13.4	14.7
海 南	41.6	27.4	26.4	10.0	11.2	11.3
重 庆	31.3	23.9	24.7	11.3	16.5	21.1
四 川	32.4	23.5	23.8	10.6	15.2	21.8
贵 州	47.4	38.3	33.5	9.1	13.2	17.1
云 南	38.3	28.9	25.0	8.8	10.6	13.2
西 藏	48.8	34.6	33.2	7.1	7.2	8.0
陕 西	36.2	19.2	19.3	8.6	11.1	15.0
甘 肃	39.7	24.7	24.7	7.3	11.2	15.9
青 海	38.5	28.8	26.8	6.1	8.7	10.4
宁 夏	42.4	29.6	28.3	6.6	8.9	12.7
新 疆	40.1	28.0	32.2	6.6	8.9	10.2

8-2-1 2019年各地区社会平均工资

单位：元

地 区	社平工资
北 京	106168
天 津	75876
河 北	60841
山 西	57984
内蒙古	68256
辽 宁	62859
吉 林	61061
黑龙江	68416
上 海	114962
江 苏	77341
浙 江	71523
安 徽	79037
福 建	69768
江 西	56832
山 东	69136
河 南	59700
湖 北	62611
湖 南	60648
广 东	81072
广 西	63078
海 南	73392
重 庆	69819
四 川	64717
贵 州	72113
云 南	68640
西 藏	93780
陕 西	78361
甘 肃	61869
青 海	73020
宁 夏	67142
新 疆	68856

注：2019年社会平均工资为全口径城镇单位就业人员平均工资，包含城镇非私营单位在岗职工平均工资和城镇私营单位在岗职工平均工资。

8-3-1 国内生产总值

年 份	国民总收入（亿元）	人均国民总收入（元）	国内生产总值（亿元）	人均国内生产总值（元）
1998	83817.6	6748.9	85195.5	6859.9
1999	89366.5	7133.7	90564.4	7229.3
2000	99066.1	7845.9	100280.1	7942.1
2001	109276.2	8591.9	110863.1	8716.7
2002	120480.4	9409.6	121717.4	9506.2
2003	136576.3	10600.5	137422.0	10666.1
2004	161415.4	12454.2	161840.2	12486.9
2005	185998.9	14266.8	187318.9	14368.0
2006	219028.5	16706.7	219438.5	16738.0
2007	270704.0	20540.8	270092.3	20494.4
2008	321229.5	24250.1	319244.6	24100.2
2009	347934.9	26135.8	348517.7	26179.5
2010	410354.1	30676.0	412119.3	30807.9
2011	483392.8	35963.2	487940.2	36301.6
2012	537329.0	39781.7	538580.0	39874.3
2013	588141.2	43329.1	592963.2	43684.4
2014	644380.2	47232.6	643563.1	47172.7
2015	686255.7	50047.1	688858.2	50236.9
2016	743408.3	53922.3	746395.1	54139.0
2017	831381.2	59967.1	832035.9	60014.4
2018	914327.1	65650.0	919281.1	66005.7
2019	988528.9	70724.6	990865.1	70891.8

8-3-2 2019年各地区生产总值与一般公共预算收支

地 区	地区生产总值（亿元）	人均地区生产总值（元）	地方一般公共预算收入（亿元）	地方一般公共预算支出（亿元）
北 京	35371.3	164220.0	5817.1	7408.3
天 津	14104.3	90371.0	2410.3	3508.7
河 北	35104.5	46348.0	3742.7	8313.7
山 西	17026.7	45724.0	2347.6	4713.1
内蒙古	17212.5	67852.0	2059.7	5097.9
辽 宁	24909.5	57191.0	2652.0	5761.4
吉 林	11726.8	43475.0	1116.9	3933.4
黑龙江	13612.7	36183.0	1262.6	5011.6
上 海	38155.3	157279.0	7165.1	8179.3
江 苏	99631.5	123607.0	8802.4	12573.6
浙 江	62351.7	107624.0	7048.0	10053.0
安 徽	37114.0	58496.0	3182.5	7391.0
福 建	42395.0	107139.0	3052.7	5097.3
江 西	24757.5	53164.0	2486.5	6402.6
山 东	71067.5	70653.0	6526.6	10736.8
河 南	54259.2	56388.0	4041.6	10176.3
湖 北	45828.3	77387.0	3388.4	7967.7
湖 南	39752.1	57540.0	3007.0	8091.8
广 东	107671.1	94172.0	12651.5	17314.1
广 西	21237.1	42964.0	1811.9	5849.0
海 南	5308.9	56507.0	814.1	1859.1
重 庆	23605.8	75828.0	2134.9	4847.8
四 川	46615.8	55774.0	4070.7	10349.6
贵 州	16769.3	46433.0	1767.4	5921.4
云 南	23223.8	47944.0	2073.5	6770.1
西 藏	1697.8	48902.0	222.0	2180.9
陕 西	25793.2	66649.0	2287.7	5721.6
甘 肃	8718.3	32995.0	850.2	3956.7
青 海	2966.0	48981.0	282.1	1863.7
宁 夏	3748.5	54217.0	423.6	1438.4
新 疆	13597.1	54280.0	1577.6	5269.1

注：地方一般公共预算收入（支出）为地方财政本级收入（支出）。

8-3-3　全国就业和工资情况

年份	年底从业人员(万人)				城镇从业人员(万人)	城镇登记失业人员(万人)	城镇登记失业率(%)	城镇单位就业人员平均工资(元)
		第一产业	第二产业	第三产业				
2000	72085.0	36043.0	16219.0	19823.0	23151.0	595.0	3.1	9333.0
2005	74647.0	33442.0	17766.0	23439.0	28389.0	839.0	4.2	18200.0
2010	76105.0	27931.0	21842.0	26332.0	34687.0	908.0	4.1	36539.0
2014	77253.0	22790.0	23099.0	31364.0	39310.0	952.0	4.1	56360.0
2015	77451.0	21919.0	22693.0	32839.0	40410.0	966.0	4.1	62029.0
2016	77603.0	21496.0	22350.0	33757.0	41428.0	982.0	4.0	67569.0
2017	77640.0	20944.0	21824.0	34872.0	42462.0	972.0	3.9	74318.0
2018	77586.0	20258.0	21390.0	35938.0	43419.0	974.0	3.8	82413.0
2019	77471.0	19445.0	21305.0	36721.0	44247.0	945.0	3.6	90501.0

8-3-4　全国农村居民贫困情况

指标	2000	2005	2010	2014	2015	2016	2017	2018	2019
贫困标准(元/人)	625	683	1274	2300	2300	2300	2300	2300	2300
贫困人口(万人)	3209	2365	2688	7017	5575	4335	3046	1660	551
贫困发生率(%)	3.4	2.5	2.8	7.2	5.7	4.5	3.1	1.7	0.6

8-3-5　全国居民人均收支情况

单位：元

年份	全国居民人均可支配收入	全国居民人均消费支出	城镇居民人均可支配收入	城镇居民人均消费支出	农村居民人均可支配收入	农村居民人均消费支出
2014	20167.1	14491.4	28843.9	19968.1	10488.9	8382.6
2015	21966.2	15712.4	31194.8	21392.4	11421.7	9222.6
2016	23821.0	17110.7	33616.2	23078.9	12363.4	10129.8
2017	25973.8	18322.1	36396.2	24445.0	13432.4	10954.5
2018	28228.0	19853.1	39250.8	26112.3	14617.0	12124.3
2019	30732.8	21558.9	42358.8	28063.4	16020.7	13327.7

附录

国际比较、港澳台

简要说明

一、本章主要介绍世界各个国家和地区、港澳台的主要卫生费用支出情况及经济指标情况。主要包括:人均卫生费用支出、公共和私人健康保险总额、劳动人口、就业人口、本地生产总值、本地居民总收入等。

二、本章数据来源于《中国统计年鉴》《中国卫生健康统计年鉴》。

三、卫生经费的相关数据摘自世界卫生组织《2017 世界卫生统计》和全球卫生观察站数据库。部分中国数据系世界卫生组织估算数。

主要指标解释

总和生育率　即每个妇女度过她的整个育龄期根据现时年龄别生育率可能生育的孩子数。

附录-1-1 人口与社会经济

国家(地区)	总人口(千人)2018	0～14岁人口(%)2013	60岁及以上人口(%)2013	人口年增长率(%)2003～2013	城镇人口(%)			
					2010	2011	2012	2013
阿富汗	37172	47	4	2.8	23	24	24	26
阿尔巴尼亚	2883	21	15	-0.2	52	53	55	55
阿尔及利亚	42228	28	7	1.7	66	73	74	70
安道尔	77	15	23	0.5	88	87	…	86
安哥拉	30810	47	4	3.3	59	59	60	43
安提瓜和巴布达	96	26	13	1.1	30	30	30	25
阿根廷	44361	24	15	0.9	92	93	93	92
亚美尼亚	2952	20	14	-0.2	64	64	64	63
澳大利亚	24898	19	20	1.6	89	89	89	89
奥地利	8891	15	24	0.4	68	68	68	66
阿塞拜疆	9950	22	9	1.2	52	54	54	54
巴哈马群岛	386	21	12	1.8	84	84	84	83
巴林群岛	1569	21	3	5.5	89	89	89	89
孟加拉国	161377	30	7	1.2	28	28	29	33
巴巴多斯岛	287	19	16	0.5	44	44	45	32
白俄罗斯	9453	15	20	-0.4	75	75	75	76
比利时	11482	17	24	0.7	97	97	98	98
伯利兹	383	34	6	2.5	52	45	45	44
贝宁湾	11485	43	5	3.0	42	45	46	43
不丹	754	28	7	2.0	35	36	36	37
玻利维亚	11353	35	7	1.7	67	67	67	68
波黑	3324	16	21	-0.2	49	48	49	40
博茨瓦纳	2254	34	6	1.0	61	62	62	57
巴西	209469	24	11	1.0	87	85	85	85
文莱	429	25	8	1.7	76	76	76	77
保加利亚	7052	14	26	-0.8	71	73	74	73
布基纳法索	19751	46	4	2.9	26	27	27	28
布隆迪	11175	44	4	3.4	11	11	11	12
佛得角	544	30	7	0.7	61	63	63	64
柬埔寨	16250	31	8	1.6	20	20	20	20
喀麦隆	25216	43	5	2.6	58	52	53	53
加拿大	37075	16	21	1.1	81	81	81	82
中非	4666	40	6	1.9	39	39	39	40

附录-1-1 续表 1

总和生育率(%)			成人识字率(%) 2007～2012	人均国民收入(美元，购买力平价)				日均<1美元(购买力平价)人口(%) 2007～2012
2000	2010	2013		2010	2011	2012	2013	
7.7	6.3	4.9	…	1060	1140	1560	2000	…
2.2	1.5	1.8	97	8740	8820	9280	10520	<2.0
2.6	2.3	2.8	…	8180	8310	8360	12990	…
1.4	1.3	1.4	…	…	…	…	…	…
6.8	5.4	5.9	70	5410	5230	5400	6770	43.4
2.7	2.1	2.1	99	20240	17900	18920	20070	…
2.5	2.2	2.2	98	15570	17130	…	…	<2.0
1.7	1.7	1.7	100	5660	6100	8820	8140	<2.0
1.8	1.9	1.9	…	…	38110	43300	42540	…
1.4	1.4	1.5	…	39790	42050	43390	43840	…
2.0	2.2	1.9	100	9280	8960	9310	16180	<2.0
2.2	1.9	1.9	…	…	…	29020	…	…
2.6	2.5	2.1	92	…	…	…	…	…
3.0	2.2	2.2	58	1810	1940	2030	2810	43.3
1.5	1.6	1.8	…	…	…	25670	…	…
1.2	1.4	1.5	100	13590	14460	14960	16940	<2.0
1.6	1.8	1.9	…	38260	39190	39860	40280	…
3.6	2.8	2.7	…	6210	6090	7630	8160	…
6.0	5.3	4.8	42	1590	1620	1550	1780	51.6
3.8	2.4	2.2	…	4990	5570	6200	7210	2.4
4.1	3.3	3.2	91	4640	4890	4880	5750	8.0
1.4	1.1	1.3	98	8810	9190	9650	9820	<2.0
3.4	2.8	2.6	85	13700	14550	16060	15500	13.4
2.4	1.8	1.8	90	11000	11420	11530	14750	3.8
2.5	2.0	2.0	95	…	…	…	…	…
1.2	1.5	1.5	98	13290	14160	15450	15200	<2.0
6.3	5.9	5.6	29	1250	1300	1490	1560	44.5
5.8	4.3	6.0	67	400	610	550	820	…
3.7	2.4	2.3	85	3820	3980	4930	6220	13.7
3.9	2.6	2.9	74	2080	2230	2330	2890	10.1
5.0	4.5	4.8	71	2270	2330	2270	2660	27.6
1.5	1.7	1.7	…	38310	39660	42530	42610	<2.0
5.4	4.6	4.4	57	790	810	1080	600	62.8

附录-1-1　续表 2

国家(地区)	总人口(千人)2018	0～14岁人口(%)2013	60岁及以上人口(%)2013	人口年增长率(%)2003～2013	城镇人口(%)			
					2010	2011	2012	2013
乍得	15478	48	4	3.2	28	22	22	22
智利	18729	21	14	1.0	89	89	89	89
中国	1435651	18	14	0.6	47	51	52	53
哥伦比亚	49661	28	10	1.4	75	75	76	76
科摩罗	832	42	5	2.5	28	28	28	28
刚果	5244	42	5	2.8	62	64	64	65
库克岛	18	30	9	1.0	75	74	...	74
哥斯达黎加	4999	24	11	1.6	64	65	65	75
科特迪瓦	25069	41	5	1.8	51	51	52	53
克罗地亚	4156	15	25	-0.3	58	58	58	58
古巴	11338	16	19	0.0	75	75	75	77
塞浦路斯	1189	17	17	1.3	70	70	71	67
捷克	10666	15	24	0.5	74	73	73	73
朝鲜	25550	22	13	0.6	60	60	60	61
刚果民主共和国	84068	45	5	2.8	35	34	35	42
丹麦	2860	18	24	0.4	87	87	87	87
吉布提	505	34	6	1.5	76	77	77	77
多米尼加	-	26	13	0.3	67	67	...	69
多米尼加共和国	5313	30	9	1.4	69	70	70	77
厄瓜多尔	8547	30	10	1.7	67	67	68	63
埃及	49733	31	9	1.7	43	43	44	43
萨尔瓦多	3010	30	10	0.5	64	65	65	66
赤道几内亚	727	39	5	2.9	40	39	40	40
厄立特里亚	1730	43	4	3.5	22	21	22	22
爱沙尼亚	624	16	24	-0.4	69	69	70	68
斯瓦蒂尼(原斯威士兰)	555	38	5	1.4	21	21	21	21
埃塞俄比亚	54635	43	5	2.7	17	17	17	19
斐济	448	29	9	0.8	52	52	53	53
芬兰	2721	16	26	0.4	85	84	84	84
法国	31466	18	24	0.6	85	86	86	79
加蓬	1079	38	7	2.4	86	86	87	87
冈比亚	1131	46	4	3.2	58	57	58	58
格鲁吉亚	1910	18	20	-0.5	53	53	53	53

附录-1-1　续表 3

总和生育率(%)			成人识字率(%) 2007～2012	人均国民收入(美元，购买力平价)				日均<1美元(购买力平价)人口(%) 2007～2012
2000	2010	2013		2010	2011	2012	2013	
6.6	6.0	6.3	35	1220	1360	1620	2000	36.5
2.1	1.9	1.8	99	14590	16330	21310	21030	<2.0
1.8	1.6	1.7	95	7640	8390	9040	11850	6.3
2.6	2.4	2.3	94	9060	9560	9990	11890	5.6
4.3	4.9	4.7	76	1090	1110	1210	1560	…
4.8	4.5	5.0	…	3220	3240	3450	4720	32.8
3.2	2.4	2.3	…	…	…	…	…	…
2.4	1.8	1.8	96	11270	11860	12500	13570	<2.0
5.2	4.4	4.9	57	1810	1710	1920	2900	35.0
1.4	1.5	1.5	99	18860	18760	20200	20370	<2.0
1.6	1.5	1.4	100	…	…	…	…	…
1.7	1.5	1.5	99	30300	…	29840	28830	…
1.1	1.5	1.6	…	23620	24370	24720	25530	<2.0
2.0	2.0	2.0	100	…	…	…	…	…
6.9	5.8	5.9	67	320	340	390	680	…
1.8	1.9	1.9	…	40230	41900	43430	44460	<2.0
4.8	3.8	3.4	…	…	…	…	…	…
2.3	2.1	2.1	…	11990	13000	11980	9800	…
2.9	2.6	2.5	90	9030	9420	9660	11150	2.3
3.0	2.5	2.6	92	7880	8510	9490	10310	4.0
3.3	2.7	2.8	74	6060	6120	6450	10850	<2.0
2.9	2.3	2.2	85	6550	6640	6720	7490	2.5
5.8	5.2	4.8	94	23750	25620	18570	23240	…
5.4	4.5	4.7	69	540	580	550	1180	…
1.3	1.7	1.6	100	19760	20850	22500	24230	<2.0
4.2	3.4	3.3	88	4840	5930	4760	6220	39.3
6.2	4.2	4.5	39	1040	1110	1110	1350	36.8
3.1	2.7	2.6	…	4510	4610	4690	7610	5.9
1.7	1.9	1.9	…	37290	37670	38220	38480	<2.0
1.8	2.0	2.0	…	34440	35910	36720	37580	…
4.1	3.3	4.1	89	13170	13740	14090	17220	…
5.6	4.9	5.8	51	1300	1750	1830	1620	…
1.6	1.6	1.8	100	4990	5350	5770	7040	14.1

附录-1-1 续表 4

国家(地区)	总人口(千人)2018	0～14岁人口(%)2013	60岁及以上人口(%)2013	人口年增长率(%)2003～2013	城镇人口(%)			
					2010	2011	2012	2013
德国	41013	13	27	-0.1	74	74	74	75
加纳	15084	38	5	2.4	51	52	53	53
希腊	5165	15	26	0.1	61	61	62	77
格林纳达	56	27	10	0.3	39	39	39	36
危地马拉	8493	40	7	2.5	49	50	50	51
几内亚	5981	42	5	2.4	35	35	36	36
几内亚比绍	915	41	5	2.3	30	44	45	48
圭亚那	391	36	5	0.6	29	28	28	28
海地	5489	35	7	1.4	52	53	55	56
洪都拉斯	4789	35	7	2.0	52	52	53	54
匈牙利	4618	15	24	-0.2	68	69	70	70
冰岛	169	21	18	1.3	93	94	94	94
印度	703056	29	8	1.4	30	31	32	32
印尼	134788	29	8	1.4	44	51	51	52
伊朗	41359	24	8	1.2	71	69	69	72
伊拉克	19444	40	5	2.6	66	66	66	69
爱尔兰	2389	22	17	1.4	62	62	62	63
以色列	4166	28	15	2.0	92	92	92	92
意大利	29479	14	27	0.5	68	68	69	69
牙买加	1457	27	11	0.5	52	52	52	54
日本	62126	13	32	0.0	67	91	92	93
约旦	5043	34	5	3.8	79	83	83	83
哈萨克斯坦	8883	26	10	1.1	59	54	53	53
肯尼亚	25534	42	4	2.7	22	24	24	25
基里巴斯	57	30	9	1.6	44	44	44	44
科威特	2501	25	4	4.6	98	98	98	98
吉尔吉斯	3119	30	6	1.0	35	35	35	36
老挝	3546	35	6	1.9	33	34	35	37
拉脱维亚	887	15	24	-1.1	68	68	68	68
黎巴嫩	3450	21	12	2.7	87	87	87	88
莱索托	1039	36	6	0.9	27	28	28	26
利比里亚	2421	43	5	3.2	48	48	49	49
利比亚	3374	30	7	1.3	78	78	78	78

附录-1-1　续表 5

总和生育率(%)			成人识字率(%) 2007～2012	人均国民收入(美元，购买力平价)				日均<1美元(购买力平价)人口(%) 2007～2012
2000	2010	2013		2010	2011	2012	2013	
1.3	1.4	1.4	…	37950	40230	42230	44540	<2.0
4.7	4.2	3.9	67	1660	1810	1910	3880	…
1.3	1.5	1.5	97	27050	25100	25460	25630	<2.0
2.6	2.2	2.2	…	9890	10350	10350	11120	…
4.8	4.0	3.8	76	4650	4760	4880	7130	13.7
6.0	5.2	4.9	41	1020	1020	970	1160	40.9
5.9	5.1	4.9	55	1180	1240	1100	1240	…
2.5	2.3	2.5	85	3450	…	3340	6550	…
4.3	3.3	3.1	…	…	1180	1220	1710	…
4.0	3.1	3.0	85	3770	3820	3880	4270	16.5
1.3	1.4	1.4	99	19050	20310	20710	…	<2.0
2.0	2.1	2.1	…	27680	31020	33480	38870	<2.0
3.3	2.6	2.5	…	3550	3590	3910	5350	24.7
2.5	2.1	2.3	93	4200	4500	4730	9260	16.2
2.2	1.7	1.9	85	…	…	…	15600	…
5.0	4.7	4.0	79	3370	3750	4230	15220	3.9
1.9	2.1	2.0	…	33370	34180	35670	…	<2.0
2.9	2.9	2.9	…	27630	27110	…	32140	<2.0
1.2	1.4	1.5	99	31130	32400	32920	34100	<2.0
2.6	2.3	2.3	87	7310	…	…	8480	…
1.3	1.4	1.4	…	34640	35330	36300	37630	<2.0
3.9	3.1	3.2	96	5800	5930	5980	11660	<2.0
1.9	2.6	2.5	100	10770	11250	11780	20570	<2.0
5.0	4.7	4.4	87	1680	1710	1730	2250	…
4.3	2.9	3.0	…	3530	3300	3870	2780	…
2.4	2.3	2.6	94	…	…	…	…	…
2.7	2.7	3.1	99	2100	2180	2230	3070	5.1
4.6	2.7	3.0	…	2460	2580	2690	4570	30.3
1.2	1.5	1.6	100	16350	17700	21920	22970	<2.0
2.4	1.8	1.5	90	14080	14470	14160	17390	…
4.1	3.2	3.0	90	1960	2050	2170	3320	56.2
5.9	5.2	4.8	61	340	540	580	790	83.8
3.2	2.6	2.4	90	…	…	…	…	…

附录-1-1 续表 6

国家(地区)	总人口(千人)2018	0～14岁人口(%)2013	60岁及以上人口(%)2013	人口年增长率(%)2003～2013	城镇人口(%)			
					2010	2011	2012	2013
立陶宛	1294	15	21	-1.1	67	67	67	67
卢森堡	305	17	19	1.7	85	85	86	90
马达加斯加	13099	42	5	2.8	30	33	33	34
马拉维	8944	45	5	2.9	20	16	16	16
马来西亚	16212	26	9	1.8	72	73	73	73
马尔代夫	324	29	7	1.8	40	41	42	43
马里	9550	47	4	3.1	36	35	36	38
马耳他	220	15	24	0.4	95	95	95	95
马歇尔群岛	-	30	9	0.1	72	72	...	72
毛里塔尼亚	2209	40	5	2.7	41	41	42	59
毛里求斯	626	20	14	0.3	42	42	42	40
墨西哥	61721	29	10	1.2	78	78	78	79
密克罗尼西亚	57	35	7	-0.3	23	23	23	22
摩纳哥	-	18	24	1.4	100	100	...	100
蒙古	1564	27	6	1.4	62	69	...	70
黑山	310	19	19	0.1	61	63	63	64
摩洛哥	17869	28	8	1.1	58	57	57	59
莫桑比克	14313	45	5	2.6	38	31	31	32
缅甸	25883	25	8	0.7	34	33	33	33
纳米比亚	1186	36	5	1.5	38	38	39	45
瑙鲁	-	30	9	-0.0	100	100	...	100
尼泊尔	12774	35	8	1.3	19	17	17	18
荷兰	8492	17	23	0.4	83	83	84	89
新西兰	2332	20	19	1.1	86	86	86	86
尼加拉瓜	3187	33	7	1.3	57	58	58	58
尼日尔	11273	50	4	3.8	17	18	18	18
尼日利亚	99238	44	5	2.7	50	50	50	46
纽埃岛	-	30	9	-2.7	38	38	...	41
北马其顿(原马其顿)	1042	17	18	0.1	59	59	59	57
挪威	2694	19	22	1	79	79	80	80
阿曼	3187	23	4	4.2	73	73	74	77
巴基斯坦	109217	34	7	1.8	36	36	37	38
帕劳群岛	-	30	9	0.6	83	84	...	86

附录-1-1 续表 7

总和生育率(%)			成人识字率(%) 2007～2012	人均国民收入(美元，购买力平价)				日均<1美元(购买力平价)人口(%) 2007～2012
2000	2010	2013		2010	2011	2012	2013	
1.3	1.5	1.5	100	17870	19640	23560	24500	<2.0
1.7	1.6	1.7	…	61790	64260	60160	…	…
5.6	4.7	4.5	65	960	950	930	1350	87.7
6.2	6.0	5.4	61	850	870	730	750	72.2
3.0	2.6	2.0	93	14220	15650	16270	22460	<2.0
2.8	1.8	2.3	…	8110	7430	7560	9890	…
5.8	6.3	6.8	33	1030	1040	1140	1540	50.6
1.6	1.3	1.4	…	24840	…	27000	28030	…
4.4	3.5	3.3	…	…	…	…	4620	…
5.1	4.5	4.7	59	1960	2400	2480	2850	23.4
2.0	1.6	1.5	89	13960	14330	15060	17220	<2.0
2.5	2.3	2.2	94	14290	15390	16450	16110	<2.0
4.3	3.5	3.3	…	3490	3580	3920	3840	…
1.2	1.5	1.5	…	…	…	…	…	…
2.2	2.5	2.4	97	3670	4290	5020	8810	…
1.8	1.7	1.7	99	12930	13700	14590	14600	<2.0
2.7	2.3	2.7	67	4600	4880	5060	7000	2.6
5.7	4.9	5.2	56	930	970	1000	1040	60.7
2.5	2.0	1.9	93	1950	…	…	…	…
4.0	3.2	3.1	89	6420	6560	7240	9590	23.5
3.5	3.1	2.9	…	…	…	…	…	…
4.0	2.7	2.3	57	1210	1260	1470	2260	23.7
1.7	1.8	1.8	…	41900	43140	43510	43210	<2.0
1.9	2.2	2.1	…	…	…	…	…	…
3.3	2.6	2.5	…	2790	3730	3890	4440	8.5
7.5	7.1	7.6	…	720	720	760	910	40.8
5.9	5.5	6.0	61	2170	2290	2450	5360	62.0
…	…	…	…	…	…	…	…	…
1.7	1.4	1.4	97	10920	11090	11540	11520	<2.0
1.8	1.9	1.9	…	56830	61460	66960	66520	<2.0
4.4	2.3	2.9	87	…	…	…	…	…
4.7	3.4	3.2	55	2790	2870	2880	4920	12.7
2.0	1.7	1.7	…	11000	11080	16870	14540	…

附录-1-1 续表 8

国家(地区)	总人口(千人)2018	0～14岁人口(%)2013	60岁及以上人口(%)2013	人口年增长率(%)2003～2013	城镇人口(%)			
					2010	2011	2012	2013
巴拿马	2092	28	10	1.8	75	75	76	66
巴布亚新几内亚	4392	38	5	2.3	13	12	13	13
巴拉圭	3537	32	8	1.8	61	62	62	59
秘鲁	15887	29	9	1.2	77	77	78	78
菲律宾	53601	34	6	1.7	49	49	49	45
波兰	18380	15	21	-0.0	61	61	61	61
葡萄牙	4850	15	25	0.2	61	61	62	62
卡塔尔	2100	13	2	11.9	96	99	99	99
韩国	25628	15	17	0.6	83	83	83	82
摩尔多瓦	1943	17	17	-1.1	47	48	48	45
罗马尼亚	9491	15	21	-0.2	57	53	53	54
俄罗斯	67531	16	19	-0.1	73	74	74	74
卢旺达	6045	43	4	2.5	19	19	19	27
圣基茨和尼维斯	-	26	13	1.3	32	32	…	32
圣卢西亚岛	182	24	12	1.2	28	18	17	19
圣文森特和格林纳丁斯	110	25	10	0.1	49	49	50	50
萨摩亚群岛	196	38	8	0.7	20	20	20	19
圣马力诺	34	14	27	0.9	94	94	…	94
圣多美和普林西比	211	42	5	2.7	62	63	63	64
沙特阿拉伯	33703	29	5	2.3	82	82	83	83
塞内加尔	15854	44	5	2.8	42	43	43	43
塞黑	8803	16	21	-0.6	56	56	57	55
塞舌尔	97	22	10	1.0	55	54	54	53
塞拉利昂	7650	42	4	2.6	38	39	40	39
新加坡	5758	16	16	2.4	100	100	100	100
斯洛伐克	5453	15	19	0.1	55	55	55	54
斯洛文尼亚	2078	14	24	0.4	50	50	50	50
所罗门群岛	653	40	5	2.3	19	20	21	21
索马里	15008	47	5	2.7	37	38	38	39
南非	57793	30	9	1.2	62	62	62	64
南苏丹	10976	42	5	4.2	…	18	18	18
西班牙	46693	15	23	1.1	77	77	78	79
斯里兰卡	21229	25	13	0.9	14	15	15	18

附录-1-1 续表 9

总和生育率(%)			成人识字率(%) 2007～2012	人均国民收入(美元，购买力平价)				日均<1美元(购买力平价)人口(%) 2007～2012
2000	2010	2013		2010	2011	2012	2013	
2.7	2.5	2.5	94	12770	14510	15150	19290	4.0
4.5	4.0	3.8	62	2420	2570	2740	2430	...
3.7	3.0	2.9	94	5050	5390	5720	7640	3.0
2.9	2.5	2.4	90	8930	9440	10090	11360	2.9
3.5	3.1	3.0	95	3980	4140	4380	7820	19.0
1.3	1.4	1.4	100	19060	20430	21170	22300	<2.0
1.4	1.3	1.3	95	24760	24440	24770	25360	...
3.1	2.3	2.0	96	...	86440	...	123860	...
1.4	1.3	1.3	...	29010	30370	30970	33440	...
1.6	1.5	1.5	99	3360	3640	3630	5190	<2.0
1.3	1.4	1.4	98	14060	15120	16860	18060	<2.0
1.2	1.5	1.5	100	19190	20560	22720	23200	<2.0
5.9	5.4	4.5	66	1150	1270	1320	1430	63.0
2.2	1.8	1.8	...	15850	16470	17630	20400	...
2.3	2.0	1.9	...	10520	11220	11300	10350	...
2.4	2.1	2.0	...	10830	10440	10870	10610	...
4.5	3.9	4.1	99	4270	4270	4250	4840	...
1.3	1.5	1.5	...	...	...	...	...	...
4.6	3.7	4.1	89	1920	2080	1810	2950	43.5
4.2	2.8	2.6	87	...	24700	...	53780	...
5.6	4.8	4.9	50	1910	1940	1880	2240	34.1
1.7	1.6	1.4	98	11020	11540	11430	12020	<2.0
2.2	1.9	2.2	92	21210	25140	25740	23270	<2.0
5.4	5.0	4.7	43	830	840	1340	1750	56.6
1.5	1.3	1.3	96	55790	59380	60110	76850	...
1.3	1.3	1.4	...	23100	22130	24770	25500	<2.0
1.2	1.4	1.5	100	26660	26510	27240	28130	<2.0
4.6	4.2	4.0	...	2210	2350	2130	1810	...
6.5	6.3	6.6	...	...	...	...	...	...
2.9	2.5	2.4	93	10360	10710	11010	12240	9.4
...	...	4.9	...	...	...	...	2190	...
1.2	1.5	1.5	98	31640	31400	31670	31850	2.3
2.2	2.3	2.3	91	5010	5520	6030	9470	4.1

附录-1-1　续表 10

国家(地区)	总人口(千人)2018	0～14岁人口(%)2013	60岁及以上人口(%)2013	人口年增长率(%)2003～2013	城镇人口(%)			
					2010	2011	2012	2013
苏丹	41802	41	5	2.4	40	33	33	34
苏里南	576	27	10	1.0	69	70	70	66
瑞典	9972	17	26	0.7	85	85	85	86
瑞士	8526	15	23	1.0	74	74	74	74
叙利亚	16945	35	6	2.4	56	56	56	57
塔吉克斯坦	9101	36	5	2.3	26	27	27	27
泰国	69428	18	15	0.4	34	34	34	48
东帝汶	1268	46	5	1.9	28	28	29	32
多哥	7889	42	4	2.6	43	38	38	39
汤加	103	37	8	0.5	23	23	24	24
特立尼达和多巴哥	1390	21	14	0.4	14	14	14	9
突尼斯	11565	23	11	1.1	67	66	67	67
土耳其	82340	26	11	1.3	70	72	72	72
土库曼斯坦	5851	29	7	1.2	50	49	49	49
图瓦卢	12	30	9	0.3	50	51	...	58
乌干达	42729	48	4	3.4	13	16	16	15
乌克兰	44246	14	21	-0.6	69	69	69	69
阿联酋	9631	15	1	10.2	84	84	85	85
英国	67142	18	23	0.6	80	80	80	82
坦桑尼亚	56313	45	5	2.9	26	27	27	30
美国	327096	20	20	0.9	82	82	83	81
乌拉圭	3449	22	19	0.2	92	93	93	95
乌兹别克斯坦	32476	29	7	1.2	36	36	36	36
瓦努阿图	293	37	6	2.4	26	25	25	26
委内瑞拉	28887	29	9	1.6	93	94	94	89
越南	95546	23	10	1.0	30	31	32	32
也门	28499	40	5	2.5	32	32	33	34
赞比亚	17352	47	4	2.9	36	39	40	40
津巴布韦	14439	40	6	1.1	38	39	39	33

附录-1-1　续表 11

总和生育率(%)			成人识字率(%) 2007～2012	人均国民收入(美元，购买力平价)				日均<1美元(购买力平价)人口(%) 2007～2012
2000	2010	2013		2010	2011	2012	2013	
5.1	4.4	4.4	…	2030	2120	2070	2370	19.8
2.7	2.3	2.3	95	…	…	8380	15860	…
1.6	1.9	1.9	…	39730	42200	43980	44760	…
1.4	1.5	1.5	…	50170	52570	55090	56580	…
3.8	2.9	3.0	84	5120	…	5120	…	…
4.0	3.3	3.8	100	2140	2300	2180	2500	6.5
1.8	1.6	1.4	…	8190	8360	9280	13510	<2.0
7.1	6.2	5.9	58	3600	…	6230	6410	34.9
5.1	4.1	4.6	60	890	1040	900	1180	52.5
4.2	3.9	3.8	…	4580	5000	5020	5450	…
1.6	1.6	1.8	99	24040	…	22860	26210	…
2.1	2.0	2.0	79	9060	9030	9210	10960	<2.0
2.4	2.1	2.0	94	15170	16940	18190	18760	<2.0
2.8	2.4	2.3	100	7490	8690	9070	12920	…
3.6	3.1	3.0	…	…	…	…	5990	…
6.8	6.1	5.9	73	1250	1310	1120	1370	37.8
1.1	1.4	1.5	100	6620	7040	7180	8960	<2.0
2.7	1.7	1.8	…	…	47890	…	…	…
1.7	1.9	1.9	…	36410	36010	37340	35760	<2.0
5.7	5.5	5.2	73	1430	1500	1560	1750	43.5
2.0	2.1	2.0	…	47360	48820	52610	53960	<2.0
2.2	2.1	2.0	98	13990	14640	15310	18930	<2.0
2.8	2.4	2.3	99	3120	3420	3670	5340	…
4.5	3.9	3.4	83	4320	4330	4300	2840	…
2.8	2.5	2.4	96	12150	12430	12920	17890	…
2.3	1.8	1.7	93	3070	3250	3620	5030	2.4
6.3	5.2	4.1	65	…	2170	2310	3820	…
6.2	6.3	5.7	71	1380	1490	1590	3070	74.3
3.9	3.3	3.5	84	…	…	…	1560	…

附录-1-2 卫生经费

国家(地区)	卫生总费用占GDP(%)			卫生总费用构成(%)					
				政府卫生支出			个人卫生支出		
	2000	2010	2017	2000	2010	2017	2000	2010	2017
阿富汗	-	8.6	11.8	-	5.5	5.1	-	79.0	75.5
阿尔巴尼亚	-	-	-	-	-	-	-	-	-
阿尔及利亚	3.5	5.1	6.4	72.0	69.5	66.0	28.0	30.5	34.0
安道尔	9.3	9.4	10.3	41.6	44.6	49.0	58.4	55.4	51.0
安哥拉	1.9	2.7	2.8	58.2	62.1	46.3	41.3	34.6	50.6
安提瓜和巴布达	4.5	5.2	4.5	56.2	56.9	47.0	43.8	42.9	52.9
阿根廷	8.5	8.6	9.1	54.7	64.6	72.4	45.2	35.0	27.1
亚美尼亚	4.2	9.2	10.4	22.8	18.3	13.2	64.5	78.0	85.5
澳大利亚	7.6	8.4	9.2	68.4	68.6	68.9	31.6	31.4	31.1
奥地利	9.2	10.2	10.4	74.2	72.4	72.4	25.8	27.6	27.6
阿塞拜疆	3.9	4.8	6.7	22.3	21.2	15.1	76.2	78.0	84.5
巴哈马群岛	4.0	5.9	5.8	47.5	47.3	43.9	51.9	52.2	55.5
巴林群岛	3.6	3.8	4.7	66.0	63.0	58.0	34.0	37.0	42.0
孟加拉国	2.0	2.5	2.3	28.7	21.0	16.7	63.4	69.8	76.6
巴巴多斯岛	5.3	6.8	6.8	51.9	53.5	44.2	48.1	44.3	53.8
白俄罗斯	5.5	5.7	5.9	78.7	68.0	70.0	21.2	31.5	29.7
比利时	7.9	10.0	10.3	74.5	77.7	77.2	25.4	22.2	22.7
伯利兹	4.1	5.8	5.6	50.4	66.5	68.0	43.7	29.8	30.4
贝宁湾	4.2	4.1	3.7	26.1	24.2	30.0	57.3	50.1	50.7
不丹	4.3	3.5	3.2	79.7	72.1	74.5	12.2	16.9	14.3
玻利维亚	4.4	5.5	6.4	55.3	58.8	68.5	38.4	36.8	28.3
波黑	7.7	9.0	8.9	53.3	68.1	70.5	39.6	30.4	29.5
博茨瓦纳	5.8	6.2	6.1	54.8	57.6	75.7	28.6	37.3	14.7
巴西	8.3	7.9	9.5	41.6	45.0	41.9	58.0	54.7	58.1
文莱	2.5	2.3	2.4	84.2	91.7	94.8	15.8	8.3	5.2
保加利亚	5.9	7.1	8.1	59.6	55.2	51.9	40.4	44.8	48.1
布基纳法索	3.3	5.9	6.9	32.6	24.9	43.3	46.1	33.6	38.7
布隆迪	6.2	11.3	7.5	23.7	17.6	24.7	75.6	39.5	44.2
佛得角	4.4	4.5	5.2	71.3	63.3	60.2	26.1	30.7	31.5
柬埔寨	6.5	6.9	5.9	19.8	19.7	23.8	78.1	66.4	61.1
喀麦隆	4.0	4.5	4.7	16.9	18.0	13.3	83.1	76.6	79.0
加拿大	8.3	10.7	10.6	72.9	73.8	73.7	27.1	26.2	26.3
中非	4.4	3.7	5.8	41.5	28.5	12.8	47.3	47.9	32.0
乍得	5.5	4.1	4.5	38.0	21.0	15.8	58.5	73.1	63.1
智利	7.0	6.8	9.0	35.8	47.1	50.1	46.7	41.0	40.1

附录-1-2　续表 1

政府卫生支出占政府总支出(%)			社会医保支出占政府卫生支出(%)			人均卫生费用(美元)			人均政府卫生支出(美元)		
2000	2010	2017	2000	2011	2012	2000	2010	2017	2000	2010	2017
-	2.3	2.3	...	0.0	0.0	-	45.6	67.1	-	2.5	3.4
8.0	15.2	14.7	20.4	74.1	74.1	-	-	-	30.4	181.3	190.1
8.8	9.5	10.7	35.5	31.6	29.1	61.3	228.4	258.5	44.1	158.7	170.5
13.0	10.9	14.0	88.1	57.4	24.2	2050.6	3754.7	4040.8	852.4	1673.6	1981.3
2.7	4.2	5.4	0.0	0.0	0.0	13.0	96.6	114.5	7.5	60.0	53.0
11.0	13.1	9.5	0.0	11.1	7.6	444.9	631.6	673.9	250.1	359.5	316.9
17.8	16.7	16.1	59.6	64.1	52.8	705.2	891.1	1324.6	386.0	576.1	959.4
3.9	6.4	5.3	0.0	0.0	0.0	26.1	297.2	407.6	5.9	54.3	54.0
15.2	16.3	17.8	0.0	0.0	0.0	1632.4	4952.8	5331.8	1116.2	3399.4	3674.3
13.4	14.0	15.3	58.6	53.6	55.1	2263.5	4796.1	4939.9	1678.7	3472.2	3576.1
4.8	3.2	2.8	0.0	0.0	0.0	25.3	279.3	275.8	5.6	59.2	41.7
16.2	17.3	11.3	1.8	2.2	0.0	1093.6	1657.6	1771.5	519.6	784.3	777.2
10.2	8.5	8.5	0.4	1.6	1.5	485.7	796.3	1127.2	320.7	501.4	653.5
5.2	4.4	3.0	0.0	0.0	0.0	8.3	20.2	36.3	2.4	4.2	6.1
12.3	10.4	9.1	0.0	0.2	0.2	604.5	1097.6	1183.8	313.5	586.7	523.3
12.1	8.7	10.6	0.0	0.0	0.0	57.3	341.8	342.5	45.1	232.6	239.6
12.1	14.5	15.3	85.4	86.2	85.5	1845.3	4449.5	4507.4	1375.3	3458.6	3480.5
6.6	13.1	11.0	0.0	13.5	13.9	139.3	250.3	280.5	70.2	166.5	190.7
5.2	5.1	4.6	0.5	0.4	0.1	15.8	31.0	30.8	4.1	7.5	9.2
7.6	5.6	7.9	0.0	0.0	0.0	31.8	69.8	96.8	25.4	50.3	72.1
8.3	9.7	11.5	62.0	42.9	50.9	44.3	103.1	220.3	24.5	60.6	150.9
7.3	12.4	15.5	97.7	90.1	91.0	113.0	415.9	460.5	60.3	283.0	324.6
8.2	8.1	14.3	0.0	...	0.0	195.1	393.1	465.9	107.0	226.2	352.5
10.1	9.2	10.3	0.0	0.0	0.0	311.7	891.8	928.8	129.8	401.5	389.0
5.7	5.8	6.2	0.0	...	0.0	508.4	803.5	671.4	427.9	737.1	636.7
8.5	10.9	12.0	12.0	68.4	76.4	94.5	484.8	663.7	56.3	267.8	344.3
4.8	6.0	10.0	0.8	0.2	0.2	7.5	33.9	44.4	2.5	8.5	19.2
5.9	4.9	8.5	29.5	12.4	13.6	8.4	26.1	23.5	2.0	4.6	5.8
7.5	7.2	9.9	34.9	25.2	29.6	62.0	148.2	167.6	44.2	93.8	101.0
8.6	6.5	6.1	0.0	...	0.0	19.7	54.3	82.1	3.9	10.7	19.5
4.4	5.1	3.1	3.9	2.6	2.6	26.3	59.0	67.8	4.5	10.6	9.0
14.8	18.3	19.3	1.9	2.0	1.9	1998.6	5044.1	4754.9	1456.0	3721.8	3505.3
10.9	5.7	5.0	0.0	...	0.0	10.4	16.7	24.2	4.3	4.8	3.1
11.4	3.5	4.7	0.0	...	0.0	10.3	36.5	29.7	3.9	7.7	4.7
11.0	13.7	17.7	19.3	11.4	9.2	358.8	871.3	1382.0	128.4	410.4	691.8

附录-1-2　续表 2

国家(地区)	卫生总费用占GDP(%)			卫生总费用构成(%)					
				政府卫生支出			个人卫生支出		
	2000	2010	2017	2000	2010	2017	2000	2010	2017
中国	4.5	4.2	5.2	22.0	51.9	56.7	78.0	48.0	43.3
哥伦比亚	5.7	7.1	7.2	74.5	72.2	67.8	23.5	25.1	28.8
科摩罗	12.2	8.5	7.4	13.0	9.1	12.7	83.1	80.3	76.1
刚果	1.7	2.0	2.9	34.2	44.7	40.7	54.3	43.5	51.7
库克岛	3.2	3.5	3.3	92.9	87.9	85.2	7.1	5.8	6.7
哥斯达黎加	6.6	8.1	7.3	64.9	72.3	73.5	33.2	26.7	24.7
科特迪瓦	5.6	6.1	4.5	14.5	13.3	28.5	74.7	76.1	58.5
克罗地亚	7.7	8.1	6.8	85.0	83.4	82.8	15.0	16.6	17.2
古巴	6.6	10.7	11.7	83.7	90.8	89.4	16.2	9.2	10.5
塞浦路斯	5.3	6.3	6.7	41.1	47.8	42.4	58.4	51.3	57.2
捷克	5.7	6.9	7.2	88.7	83.1	81.7	11.3	16.9	18.3
朝鲜	-	-	-	-	-	-	-	-	-
刚果民主共和国	1.6	4.0	4.0	4.0	10.3	9.9	70.0	44.9	47.6
丹麦	8.1	10.3	10.1	83.1	83.9	84.0	16.9	16.1	16.0
吉布提	4.1	4.3	3.3	48.0	60.7	47.0	52.0	29.5	27.2
多米尼加	5.2	5.6	5.9	62.5	58.9	65.0	34.5	36.9	31.8
多米尼加共和国	4.9	5.6	6.1	35.0	45.1	46.0	63.1	54.3	53.3
厄瓜多尔	3.3	7.1	8.3	29.0	44.8	52.8	68.2	54.5	46.4
埃及	4.9	4.2	5.3	35.2	32.9	33.0	64.8	66.4	66.7
萨尔瓦多	8.9	8.2	7.2	44.2	54.0	63.7	54.6	37.0	36.1
赤道几内亚	2.3	1.8	3.1	13.7	24.9	18.8	83.3	70.7	79.2
厄立特里亚	4.5	3.5	2.9	35.6	15.3	27.2	63.8	52.8	59.1
爱沙尼亚	5.2	6.3	6.4	75.9	74.2	74.7	24.1	24.0	25.3
斯瓦蒂尼(原斯威士兰)	4.6	8.6	6.9	52.3	49.2	50.7	43.6	25.2	25.5
埃塞俄比亚	4.4	5.5	3.5	41.2	17.3	24.9	42.5	48.3	52.9
斐济	3.7	3.7	3.5	76.8	63.9	66.2	15.3	29.8	31.4
芬兰	6.8	8.9	9.2	74.3	77.3	76.7	24.8	21.5	22.1
法国	9.6	11.2	11.3	78.9	76.3	77.1	21.1	23.7	16.6
加蓬	2.9	2.5	2.8	36.6	63.6	63.3	61.3	35.3	36.1
冈比亚	2.7	3.4	3.3	23.5	32.1	22.9	57.4	33.3	35.1
格鲁吉亚	7.4	9.5	7.6	11.4	21.3	37.2	81.4	75.1	60.4
德国	9.8	11.0	11.2	78.3	75.8	77.7	21.7	16.7	15.5
加纳	2.8	4.6	3.3	27.4	51.7	33.5	60.8	39.4	52.0
希腊	-	9.6	8.0	-	68.3	60.2	-	31.7	39.6
格林纳达	5.3	6.2	4.8	33.5	41.0	42.7	64.2	53.2	56.4

注：本表相关数据来自《中国卫生健康统计年鉴》。

附录-1-2 续表 3

政府卫生支出占政府总支出(%)			社会医保支出占政府卫生支出(%)			人均卫生费用(美元)			人均政府卫生支出(美元)		
2000	2010	2017	2000	2011	2012	2000	2010	2017	2000	2010	2017
6.1	8.8	9.1	57.2	67.0	67.9	42.4	187.7	440.8	9.3	97.4	249.8
14.9	17.3	17.5	66.8	83.4	84.0	130.3	441.3	459.2	97.1	318.7	311.3
9.7	3.5	3.4	0.0	0.0	0.0	45.6	67.1	58.8	5.9	6.1	7.5
2.3	3.6	3.4	0.0	0.0	0.0	16.9	55.4	50.0	5.8	24.8	20.4
9.6	9.3	5.7	0.0	0.0	0.0	162.7	478.0	588.7	151.1	420.4	501.4
25.3	31.7	26.9	80.7	81.0	79.3	251.1	665.3	869.1	163.0	481.1	638.9
4.6	4.1	5.1	2.0	6.3	6.6	36.0	74.4	69.7	5.2	9.9	19.9
14.6	14.1	12.4	97.6	94.3	93.5	371.1	1126.4	902.1	315.5	939.5	747.2
10.8	13.9	15.9	0.0	…	0.0	180.4	606.7	987.6	151.0	550.7	883.4
6.3	7.1	7.6	0.0	1.6	1.5	750.5	1959.3	1731.7	308.3	935.7	734.1
12.4	13.2	15.2	89.5	92.3	92.7	342.9	1373.9	1475.9	-	-	-
-	-	-	…	…	…	-	-	-	304.2	1142.1	1206.5
2.5	2.5	3.3	0.0	…	0.0	20.2	12.9	19.4	0.8	1.3	1.9
12.8	15.3	16.6	0.0	0.0	0.0	2496.0	6011.5	5800.2	2074.4	5042.5	4873.5
6.1	7.0	4.1	11.3	9.5	9.5	32.0	55.5	70.3	15.3	33.7	33.1
8.4	8.3	7.3	0.0	0.8	0.1	250.7	384.9	439.6	156.8	226.8	285.6
11.8	15.9	15.6	17.0	25.8	41.8	138.6	303.6	433.2	48.6	136.9	199.3
4.1	9.2	11.9	28.0	34.5	33.1	48.1	331.7	518.0	13.9	148.7	273.6
6.7	4.4	5.4	24.3	19.4	20.8	72.5	111.4	105.8	25.5	36.7	34.9
18.5	17.7	19.2	49.3	42.5	43.1	179.3	246.5	282.5	79.2	133.0	180.1
1.4	1.5	2.9	0.0	0.0	0.0	43.7	311.6	301.2	6.0	77.7	56.7
2.1	1.5	2.7	0.0	0.0	0.0	9.3	16.7	32.9	3.3	2.5	9.0
10.8	11.6	12.2	86.4	86.4	86.6	209.7	926.5	1300.5	159.2	687.4	971.1
9.8	13.8	10.0	0.0	0.0	0.0	75.5	317.0	224.7	39.5	156.0	114.0
7.0	5.1	4.8	0.0	0.0	0.0	5.4	16.7	25.3	2.2	2.9	6.3
10.6	8.6	7.2	0.0	0.0	0.0	77.0	135.2	188.4	59.2	86.4	124.8
10.6	12.5	13.0	19.5	19.0	19.1	1655.9	4099.6	4205.7	1229.7	3167.4	3227.7
14.6	15.1	15.5	94.3	92.3	95.1	2156.5	4593.4	4379.7	1701.0	3506.9	3376.4
5.2	6.8	9.7	14.5	27.1	27.1	127.4	216.7	204.5	46.6	137.7	129.4
6.9	7.8	3.1	0.0	0.0	0.0	23.0	32.3	23.3	5.4	10.4	5.3
4.9	6.2	9.5	46.0	68.8	68.8	47.9	262.5	293.1	5.5	56.0	109.1
17.2	17.6	19.9	87.3	88.6	88.8	2334.7	4597.2	5033.5	1827.6	3482.5	3909.0
6.0	11.9	6.1	0.0	21.6	22.2	17.2	80.9	66.7	4.7	41.9	22.3
-	12.4	10.2	45.9	64.0	57.8	-	2573.7	1516.6	-	1757.0	912.7
6.8	9.0	9.0	0.0	0.4	0.6	272.4	456.2	497.2	91.2	187.1	212.3

附录-1-2 续表 4

国家(地区)	卫生总费用占GDP(%)			卫生总费用构成(%)					
				政府卫生支出			个人卫生支出		
	2000	2010	2017	2000	2010	2017	2000	2010	2017
危地马拉	5.7	6.1	5.8	35.4	33.7	35.8	61.9	63.7	63.1
几内亚	3.5	3.0	4.1	8.7	12.0	17.2	53.2	66.0	68.9
几内亚比绍	7.7	6.6	7.2	45.1	18.3	8.2	36.2	47.2	75.8
圭亚那	3.9	5.5	4.9	53.2	30.9	59.9	46.4	39.8	35.2
海地	6.9	8.1	8.0	21.8	17.9	11.9	46.7	36.0	45.1
洪都拉斯	6.4	8.7	7.9	47.1	42.4	40.1	50.0	50.1	54.5
匈牙利	6.8	7.5	6.9	68.8	66.6	68.7	31.2	33.4	31.3
冰岛	9.0	8.5	8.3	80.6	80.4	81.8	19.4	19.6	18.2
印度	4.0	3.3	3.5	20.7	26.2	27.1	76.6	72.8	72.1
印尼	1.9	3.0	3.0	28.7	25.7	48.4	68.4	73.0	51.1
伊朗	4.7	6.8	8.7	37.7	32.4	51.2	62.3	67.6	48.7
伊拉克	-	3.2	4.2	-	73.9	41.9	-	26.1	58.1
爱尔兰	5.9	10.5	7.2	77.5	76.2	73.3	22.5	23.8	26.7
以色列	6.8	7.0	7.4	63.1	62.8	63.6	34.6	35.9	34.6
意大利	7.6	9.0	8.8	72.6	78.5	73.9	27.4	21.5	26.1
牙买加	5.8	5.0	6.0	55.3	60.7	64.7	42.4	36.7	33.3
日本	7.2	9.2	10.9	80.4	81.9	84.1	19.6	18.1	15.9
约旦	9.6	8.4	8.1	45.0	66.7	44.8	52.4	28.8	45.9
哈萨克斯坦	4.2	2.7	3.1	50.9	68.2	62.1	49.1	31.3	37.8
肯尼亚	4.6	6.1	4.8	28.6	29.0	42.7	59.0	42.2	39.4
基里巴斯	8.6	9.2	10.8	96.7	91.4	75.8	3.3	3.4	3.1
科威特	2.5	2.8	5.3	75.9	84.6	87.4	24.1	15.4	12.6
吉尔吉斯	4.4	7.0	6.2	48.4	49.1	38.0	51.6	43.1	56.4
老挝	4.3	2.9	2.5	28.8	20.7	35.1	61.3	62.6	48.2
拉脱维亚	5.4	6.1	6.0	50.8	60.2	57.1	49.2	39.8	42.7
黎巴嫩	10.8	7.4	8.2	29.8	40.3	50.0	70.1	58.9	49.0
莱索托	5.9	7.6	8.8	50.2	57.9	62.9	49.2	24.4	16.6
利比里亚	4.0	8.8	8.2	18.5	8.9	17.2	72.6	54.9	54.0
利比亚	3.4	3.6	-	48.7	69.9	-	51.3	30.0	-
立陶宛	6.2	6.8	6.5	67.3	71.1	65.5	32.7	28.7	34.4
卢森堡	5.9	7.0	5.5	83.2	85.9	84.9	16.8	14.1	13.8
马达加斯加	5.2	5.3	5.5	40.3	40.1	46.9	45.4	43.9	30.1
马拉维	3.4	7.2	9.6	37.6	22.0	30.6	20.6	15.2	16.9
马来西亚	2.6	3.2	3.9	46.7	52.8	50.6	53.3	47.2	49.4
马尔代夫	7.7	8.5	9.0	33.1	53.0	71.5	66.9	43.7	28.5

附录-1-2　续表 5

政府卫生支出占政府总支出(%)			社会医保支出占政府卫生支出(%)			人均卫生费用(美元)			人均政府卫生支出(美元)		
2000	2010	2017	2000	2011	2012	2000	2010	2017	2000	2010	2017
14.1	14.2	17.2	51.2	41.8	52.5	84.0	173.8	259.9	29.8	58.5	93.2
2.4	1.8	4.1	1.1	4.5	4.5	15.9	19.2	33.7	1.4	2.3	5.8
13.7	5.9	3.0	5.4	1.5	1.5	22.5	36.3	52.4	10.1	6.7	4.3
6.8	5.5	8.5	7.1	2.7	2.6	58.0	165.3	230.5	30.9	51.2	138.1
13.9	6.4	5.2	0.0	0.0	0.0	29.5	54.6	62.4	6.4	9.8	7.4
13.7	14.0	11.7	13.7	26.2	29.6	70.8	168.6	195.9	33.3	71.4	78.6
9.9	10.2	10.1	83.9	83.7	83.3	313.1	983.1	981.4	215.6	655.0	674.6
17.6	14.4	15.7	33.4	36.1	35.8	2873.8	3644.8	6086.3	2315.5	2931.4	4980.3
3.3	3.1	3.4	17.4	15.8	6.5	18.6	45.3	69.3	3.8	11.9	18.8
3.6	4.5	8.7	6.3	18.2	17.6	16.2	92.2	115.0	4.6	23.7	55.6
11.0	11.9	22.9	57.8	50.2	47.2	80.2	440.9	475.5	30.3	142.6	243.7
-	4.8	5.0	0.0	0.0	0.0	-	145.5	210.3	-	107.5	88.0
14.8	12.3	20.0	1.2	0.5	0.2	1561.0	5128.5	4976.9	1210.0	3906.8	3647.8
8.9	10.7	11.9	72.5	71.5	71.8	1496.9	2211.0	3144.6	944.6	1388.6	2000.8
11.8	14.1	13.4	0.1	0.2	0.4	1520.5	3214.5	2840.1	1104.4	2521.9	2098.8
11.8	9.0	13.3	0.0	0.3	0.2	195.5	234.9	307.2	108.0	142.7	198.8
15.3	18.9	23.6	84.9	87.6	87.0	2740.5	4060.2	4169.0	2204.2	3326.4	3505.8
12.7	17.0	12.4	9.7	28.2	6.3	159.8	308.7	340.7	71.9	205.9	152.6
9.2	8.3	7.9	0.0	...	0.0	50.5	247.4	279.6	25.7	168.7	173.6
7.1	7.3	8.0	10.9	13.1	13.1	20.9	59.2	76.6	6.0	17.1	32.7
11.4	10.3	6.9	0.0	0.0	0.0	68.9	139.9	171.4	66.6	127.9	129.9
5.2	5.2	8.9	0.0	0.0	0.0	462.6	1061.4	1529.1	351.3	898.4	1336.2
7.1	9.2	6.2	10.0	64.1	64.1	12.3	61.5	78.8	5.9	30.2	29.9
6.2	2.7	4.0	1.2	4.9	4.2	14.4	35.0	62.1	4.1	7.3	21.8
7.4	8.1	9.0	0.0	...	0.0	181.6	689.1	930.4	92.2	414.7	531.6
7.5	10.3	13.5	46.3	49.7	39.4	569.6	659.4	719.4	169.9	266.0	359.9
7.7	8.6	11.8	0.0	0.0	0.0	28.5	92.6	104.6	14.3	53.6	65.8
5.0	3.2	4.2	0.0	0.0	0.0	12.2	445.0	56.6	2.3	4.0	9.7
6.0	4.3	-	0.0	...	0.0	244.8	400.9	-	119.2	280.4	-
10.6	11.5	12.8	88.3	84.9	85.1	217.2	805.2	1078.2	146.1	572.4	705.8
13.0	13.7	10.8	71.0	80.5	83.6	2894.0	7452.2	5782.6	2408.7	6402.0	4906.9
11.5	15.2	15.0	0.0	...	0.0	12.9	22.0	24.7	5.2	8.8	11.6
7.1	5.8	9.8	0.0	0.0	0.0	8.9	33.2	32.3	3.4	7.3	9.9
4.6	6.3	8.9	0.7	0.9	0.9	111.4	292.9	384.1	52.0	154.7	194.3
8.8	13.6	21.8	0.0	22.2	56.5	221.1	602.7	1006.9	73.3	319.2	719.5

附录-1-2　续表 6

国家(地区)	卫生总费用占GDP(%)			卫生总费用构成(%)					
				政府卫生支出			个人卫生支出		
	2000	2010	2017	2000	2010	2017	2000	2010	2017
马里	5.6	4.6	3.8	23.5	14.3	34.9	68.6	59.2	37.1
马耳他	6.6	8.2	9.3	71.8	64.6	63.1	27.8	35.4	36.9
马歇尔群岛	19.7	15.2	16.4	50.3	28.5	37.8	13.3	18.8	16.5
毛里塔尼亚	4.7	3.4	4.4	13.9	27.7	38.8	81.8	66.3	54.2
毛里求斯	2.9	4.6	5.7	53.5	44.1	42.9	46.2	54.0	56.3
墨西哥	4.4	6.0	5.5	45.2	48.6	51.5	54.8	51.4	48.5
密克罗尼西亚	7.8	13.1	12.4	22.5	17.5	25.8	5.3	3.5	2.7
摩纳哥	1.7	2.3	1.8	80.0	81.4	79.7	20.0	18.6	20.3
蒙古	4.9	3.7	4.0	74.3	65.4	61.7	24.6	30.3	35.5
黑山	-	-	-	-	-	-	-	-	-
摩洛哥	4.0	5.9	5.2	24.6	39.9	42.9	75.0	59.7	56.9
莫桑比克	3.9	5.1	4.9	74.7	13.1	29.9	17.7	9.7	9.0
缅甸	1.8	1.8	4.7	13.2	9.8	14.8	85.7	80.7	76.2
纳米比亚	9.8	9.7	8.6	49.7	41.0	46.1	45.2	44.7	49.8
瑙鲁	13.5	10.4	11.0	80.5	57.7	72.0	7.0	6.2	4.6
尼泊尔	3.6	5.0	5.6	15.5	18.1	22.3	63.0	68.0	62.4
荷兰	7.7	10.2	10.1	69.0	67.3	64.4	31.0	16.6	18.5
新西兰	7.5	9.6	9.2	74.5	78.3	75.5	25.5	21.7	24.5
尼加拉瓜	5.2	7.0	8.6	49.2	41.9	58.1	47.4	43.4	34.4
尼日尔	7.2	6.9	7.7	21.3	26.1	33.4	69.8	61.6	50.1
尼日利亚	3.2	3.3	3.8	18.3	13.6	14.2	64.7	80.1	77.9
纽埃岛	8.3	10.3	8.6	94.2	84.4	72.0	1.5	1.2	0.9
北马其顿(原马其顿)	8.9	6.7	6.1	53.1	60.6	67.4	42.9	38.7	32.2
挪威	7.7	8.9	10.4	81.7	84.7	85.5	18.3	15.3	14.5
阿曼	3.1	2.8	3.8	81.8	82.7	87.7	18.2	17.3	12.3
巴基斯坦	2.9	2.6	2.9	35.1	22.0	31.6	64.1	73.0	66.7
帕劳群岛	8.9	11.6	12.0	53.1	35.4	50.6	21.3	28.8	26.6
巴拿马	7.0	7.2	7.3	67.4	66.6	59.9	32.0	31.9	39.6
巴布亚新几内亚	2.0	2.1	2.5	84.3	61.7	75.4	9.4	12.3	9.0
巴拉圭	5.5	4.6	6.7	42.2	46.1	45.5	54.5	52.9	54.2
秘鲁	4.5	4.7	5.0	50.3	51.5	63.4	49.4	46.6	36.4
菲律宾	3.2	4.3	4.4	44.4	31.9	31.9	52.1	66.3	65.5
波兰	5.3	6.4	6.5	68.2	71.4	69.0	31.8	28.6	30.6
葡萄牙	8.4	9.8	9.0	70.4	69.7	66.3	29.5	30.2	33.7
卡塔尔	2.0	1.8	2.6	59.5	71.0	80.7	40.5	29.0	19.3

附录-1-2　续表 7

政府卫生支出占政府总支出(%)			社会医保支出占政府卫生支出(%)			人均卫生费用(美元)			人均政府卫生支出(美元)		
2000	2010	2017	2000	2011	2012	2000	2010	2017	2000	2010	2017
6.8	3.3	5.8	1.5	0.7	0.7	15.0	32.6	31.4	3.6	4.7	11.0
11.8	12.9	16.5	0.0	...	2.7	647.1	1733.7	2585.6	464.6	1119.5	1630.7
17.1	7.7	9.5	35.0	15.2	14.1	423.4	488.6	642.2	213.0	139.1	242.9
2.5	4.2	6.1	7.7	11.1	15.1	22.2	41.1	48.8	3.1	11.4	18.9
6.9	8.3	10.0	0.0	...	0.0	119.0	367.1	599.7	63.7	162.1	257.1
9.9	10.5	11.0	67.6	55.7	55.1	309.6	538.7	494.7	140.0	262.1	254.8
2.6	3.4	4.9	21.4	17.1	18.5	168.4	375.7	424.8	37.9	65.6	109.6
6.9	9.2	6.7	98.1	98.7	98.7	1410.9	3369.2	2932.4	1129.2	2744.2	2337.3
12.3	7.7	8.2	24.1	21.5	21.2	27.0	99.1	148.8	20.1	64.8	91.8
-	-	-	99.0	89.3	89.3	-	-	-	-	-	-
4.0	7.5	7.5	0.0	24.5	24.5	53.6	168.7	161.0	13.2	67.3	69.1
13.8	2.2	4.7	0.3	33.1	22.8	10.5	21.5	21.1	7.8	2.8	6.3
1.3	1.2	3.5	2.9	3.0	3.0	3.4	15.1	58.0	0.4	1.5	8.6
16.0	11.9	10.7	1.8	2.5	2.5	200.7	504.6	447.3	99.8	207.0	206.4
9.7	7.3	5.6	0.0	0.0	0.0	292.0	650.2	1106.8	235.1	375.1	796.4
4.3	4.8	4.5	0.0	0.0	0.0	8.6	30.0	47.9	1.3	5.4	10.7
12.6	14.3	15.3	93.9	90.5	91.2	2023.1	5186.6	4911.4	1396.7	3488.7	3162.9
14.7	17.6	19.3	0.0	9.4	10.4	1053.9	3216.2	3937.2	785.1	2517.4	2970.9
10.2	13.2	18.6	27.0	35.2	37.0	53.3	107.6	192.1	26.2	45.1	111.6
8.4	8.7	9.7	3.3	1.7	1.7	10.6	23.9	29.3	2.2	6.2	9.8
2.4	2.7	4.6	0.0	...	0.0	17.7	76.7	73.9	3.2	10.4	10.5
6.6	6.9	5.2	0.0	0.0	0.0	332.7	1361.5	1258.9	313.4	1149.0	906.7
14.7	12.5	12.8	97.4	91.9	91.7	2948.9	7859.5	7936.4	87.4	184.9	221.2
15.0	16.8	17.9	17.1	12.2	12.8	164.5	305.2	328.4	2408.8	6655.5	6783.5
7.0	6.7	7.6	0.0	...	0.0	263.5	529.1	587.6	215.4	437.6	515.6
5.9	2.8	4.3	5.8	3.1	2.9	16.0	26.6	44.6	5.6	5.8	14.1
8.2	8.5	17.4	0.0	0.0	0.0	675.7	1037.8	1596.4	359.0	367.0	808.1
19.8	19.2	20.1	50.0	35.6	33.1	286.1	579.5	1112.3	192.7	386.0	666.5
8.3	7.1	9.2	0.0	0.0	0.0	18.7	42.3	61.5	15.8	26.1	46.3
6.8	9.0	10.5	52.4	34.8	35.4	91.9	202.9	381.1	38.8	93.6	173.3
10.6	11.6	14.9	45.3	52.2	37.2	89.5	239.3	332.6	45.0	123.2	210.7
6.5	7.2	7.1	14.7	24.6	36.5	32.8	91.8	132.9	14.6	29.3	42.4
8.6	10.0	10.9	82.6	85.4	86.2	238.0	809.2	906.8	162.3	577.4	625.4
13.8	13.2	13.0	1.7	1.9	1.7	967.1	2213.1	1908.0	681.1	1543.1	1264.2
3.9	4.1	6.3	0.0	0.0	0.0	602.3	1257.9	1649.2	358.5	893.0	1331.5

附录-1-2 续表 8

国家(地区)	卫生总费用占GDP(%)			卫生总费用构成(%)					
				政府卫生支出			个人卫生支出		
	2000	2010	2017	2000	2010	2017	2000	2010	2017
韩国	4.0	6.2	7.6	50.3	59.0	57.4	46.1	39.4	41.1
摩尔多瓦	4.9	10.1	7.0	49.0	45.9	50.6	47.2	42.2	44.7
罗马尼亚	4.2	5.8	5.2	79.3	79.9	78.6	20.7	20.0	21.4
俄罗斯	5.0	5.0	5.3	59.4	61.4	57.1	40.4	38.6	42.9
卢旺达	4.3	8.6	6.6	18.1	25.0	34.3	35.4	23.5	15.3
圣基茨和尼维斯	4.7	5.3	5.0	41.9	37.6	46.6	58.1	60.9	53.4
圣卢西亚岛	5.4	5.4	4.5	34.4	35.9	49.0	65.6	61.9	50.8
圣文森特和格林纳丁斯	4.3	4.6	4.5	69.9	59.2	64.3	30.1	35.6	34.4
萨摩亚群岛	4.4	5.5	5.5	83.6	75.3	74.5	12.1	13.6	12.4
圣马力诺	5.3	6.6	7.4	70.5	80.9	81.6	29.5	19.1	18.4
圣多美和普林西比	10.5	6.8	6.2	32.8	29.9	45.6	40.6	23.3	15.5
沙特阿拉伯	4.2	3.6	5.2	72.1	61.9	64.1	27.9	38.1	35.9
塞内加尔	3.6	4.0	4.1	35.4	28.9	21.0	60.6	58.8	62.3
塞黑	6.5	9.5	8.4	65.4	61.0	56.7	34.6	38.1	43.1
塞舌尔	4.6	4.8	5.0	82.1	64.3	73.0	17.9	33.6	26.4
塞拉利昂	11.5	10.9	13.4	18.0	11.6	13.7	76.2	64.2	67.6
新加坡	3.4	3.2	4.4	36.3	35.9	48.2	63.7	57.6	47.1
斯洛伐克	5.3	7.8	6.7	88.4	71.6	79.1	11.6	28.4	20.9
斯洛文尼亚	7.8	8.6	8.2	71.4	72.4	71.8	28.6	27.6	28.2
所罗门群岛	5.3	7.3	4.7	93.3	58.7	71.2	4.2	4.6	5.4
索马里	-	-	-	-	-	-	-	-	-
南非	7.4	7.4	8.1	36.8	52.8	53.7	61.7	44.2	44.4
南苏丹	-	-	9.8	-	-	8.4	-	-	23.4
西班牙	6.8	9.0	8.9	71.4	74.8	70.6	28.6	25.2	29.4
斯里兰卡	4.2	3.9	3.8	53.6	40.4	42.9	45.5	58.4	55.7
苏丹	3.6	5.1	6.3	33.8	32.5	18.0	66.2	64.4	76.6
苏里南	6.3	5.0	6.2	48.4	42.4	58.6	37.2	51.2	33.4
瑞典	7.4	8.5	11.0	84.5	81.9	83.7	15.5	18.1	16.3
瑞士	9.8	10.7	12.3	28.0	31.1	30.5	44.4	38.2	36.4
叙利亚	4.3	3.3	-	35.5	44.8	-	64.3	54.0	-
塔吉克斯坦	4.3	5.7	7.2	20.8	20.6	29.0	79.1	70.5	63.3
泰国	3.1	3.4	3.7	55.2	73.8	76.1	42.0	23.6	20.9
东帝汶	-	1.4	3.9	-	50.8	66.0	-	11.7	11.6
多哥	3.3	5.9	6.2	11.9	26.4	17.7	83.6	67.7	68.6
汤加	2.9	4.7	5.3	76.2	57.4	58.3	22.7	17.4	14.3

附录-1-2 续表 9

政府卫生支出占政府总支出(%)			社会医保支出占政府卫生支出(%)			人均卫生费用(美元)			人均政府卫生支出(美元)		
2000	2010	2017	2000	2011	2012	2000	2010	2017	2000	2010	2017
8.1	11.8	13.4	77.3	78.9	77.8	473.9	1374.3	2283.1	238.5	810.8	1310.0
8.5	13.6	11.6	0.0	84.9	85.0	21.4	198.3	191.2	10.5	90.9	96.8
8.7	11.5	12.1	81.9	82.1	83.0	69.9	472.2	555.1	55.4	377.3	436.2
9.7	8.6	8.8	40.3	47.1	38.9	95.4	567.4	585.9	56.6	348.3	334.5
3.5	8.6	8.9	6.4	10.5	10.5	9.2	48.7	49.2	1.7	12.2	16.9
5.8	5.9	8.2	0.5	0.3	0.2	445.4	789.4	902.7	186.7	296.7	420.7
8.1	7.0	8.9	4.9	4.3	3.3	288.9	434.0	460.1	99.4	156.0	225.2
11.7	8.2	9.5	0.0	0.0	0.2	157.8	283.6	320.6	110.3	168.0	206.3
11.8	10.4	11.6	0.3	0.5	0.0	63.0	192.5	233.1	52.6	145.0	173.7
11.8	13.1	12.2	100.0	85.0	73.5	1935.0	4001.8	3361.6	1363.7	3235.5	2744.7
31.9	4.1	10.8	0.0	0.0	0.0	58.2	77.3	119.7	19.1	23.1	54.6
9.2	6.8	-	0.0	...	0.0	384.4	702.6	1093.4	277.0	435.1	700.7
9.0	5.4	3.9	7.4	4.0	5.1	21.5	50.2	55.0	7.6	14.5	11.5
13.6	13.6	11.9	92.2	93.2	93.4	56.5	545.3	528.5	37.0	332.7	299.8
6.8	9.0	10.1	0.0	5.2	0.0	349.3	512.3	791.7	286.8	329.6	578.3
12.7	6.3	7.9	0.0	0.0	0.0	23.4	43.7	66.4	4.2	5.1	9.1
6.7	7.5	12.6	4.8	15.5	14.1	820.7	1513.6	2618.7	298.2	543.1	1262.3
9.0	13.3	13.3	94.4	89.6	90.0	203.5	1295.3	1186.1	180.0	927.3	938.3
12.0	12.6	13.6	93.7	93.4	91.3	796.6	2015.2	1920.3	568.7	1458.3	1379.0
23.1	7.5	7.2	0.0	0.0	0.0	48.5	93.7	101.2	45.2	55.0	72.0
-	-	-	...	...	...	-	-	-	-	-	-
10.9	12.4	13.3	3.3	2.8	2.8	221.8	539.6	499.2	81.6	284.8	267.8
-	-	2.1	...	...	0.0	-	-	22.9	-	-	1.9
12.4	14.8	15.3	9.6	6.3	6.6	1002.8	2775.1	2506.5	715.6	2074.4	1770.0
10.1	7.8	8.5	0.3	0.1	0.1	43.7	108.6	159.5	23.4	43.9	68.5
11.8	9.5	8.3	8.3	11.1	10.9	17.4	109.1	193.8	5.9	35.5	34.9
11.6	8.6	11.8	33.8	41.7	41.7	168.4	417.7	339.3	81.5	177.0	198.7
11.7	13.7	18.7	0.0	...	0.0	2173.2	4437.1	5904.6	1835.8	3633.3	4941.8
8.2	10.1	11.0	72.8	70.8	69.2	3737.8	8021.8	9956.3	1045.9	2495.2	3035.9
5.6	5.1	-	0.0	...	0.0	54.2	94.3	-	19.3	42.2	-
4.6	4.5	5.9	0.0	...	0.0	6.0	42.3	57.9	1.2	8.7	16.8
12.7	14.4	15.0	9.4	9.3	9.2	62.3	172.1	247.0	34.4	126.9	188.1
-	2.7	5.2	0.0	0.0	0.0	-	51.4	83.2	-	26.1	54.9
2.4	7.4	5.1	11.7	6.5	6.5	9.9	31.1	38.0	1.2	8.2	6.7
11.4	9.0	7.4	0.0	0.0	0.0	58.2	177.7	222.0	44.3	101.9	129.5

附录-1-2 续表 10

国家(地区)	卫生总费用占GDP(%)			卫生总费用构成(%)					
				政府卫生支出			个人卫生支出		
	2000	2010	2017	2000	2010	2017	2000	2010	2017
特立尼达和多巴哥	4.2	5.1	7.0	37.0	48.2	53.2	63.0	51.6	46.8
突尼斯	5.0	5.9	7.2	52.7	55.8	57.1	47.2	43.0	42.4
土耳其	4.6	5.1	4.2	61.7	78.0	77.7	38.3	22.0	22.3
土库曼斯坦	6.9	5.0	6.9	46.6	24.1	22.3	53.3	75.7	77.6
图瓦卢	24.2	16.4	17.1	99.5	85.0	72.6	0.5	3.1	0.5
乌干达	7.6	10.5	6.3	24.8	13.6	15.5	47.8	36.4	41.3
乌克兰	5.3	6.8	7.0	47.3	54.1	44.0	52.5	45.1	54.3
阿联酋	2.4	3.9	3.3	68.8	70.9	72.0	31.2	29.1	28.0
英国	6.0	8.4	9.6	81.7	84.8	79.4	18.2	15.2	20.6
坦桑尼亚	3.4	5.3	3.6	21.8	27.8	43.2	40.5	32.8	24.9
美国	12.5	16.4	17.1	44.2	48.5	50.2	55.8	51.5	15.5
乌拉圭	10.0	8.6	9.3	41.5	60.0	70.8	58.4	40.0	29.2
乌兹别克斯坦	5.4	5.6	6.4	47.0	48.0	43.3	53.0	50.2	54.1
瓦努阿图	3.3	3.4	3.3	74.5	55.0	61.5	10.6	12.1	12.3
委内瑞拉	7.3	6.8	1.2	45.9	37.9	15.9	54.1	62.1	84.0
越南	4.8	6.0	5.5	34.9	39.6	48.6	51.6	54.3	49.4
也门	4.7	5.2	-	50.8	22.5	-	46.0	75.1	-
赞比亚	7.2	3.7	4.5	44.5	22.6	38.6	52.5	31.8	18.8
津巴布韦	-	10.7	6.6	-	25.8	51.6	-	47.2	33.7

附录-1-2 续表 11

政府卫生支出占政府总支出(%)			社会医保支出占政府卫生支出(%)			人均卫生费用(美元)			人均政府卫生支出(美元)		
2000	2010	2017	2000	2011	2012	2000	2010	2017	2000	2010	2017
6.8	8.0	11.2	0.0	0.0	0.0	277.0	861.5	1124.1	102.5	414.9	598.0
10.5	13.0	13.6	28.9	56.3	56.3	111.8	243.6	250.6	58.9	135.8	143.1
7.2	10.9	9.7	55.6	57.0	64.1	199.5	539.3	444.7	123.0	420.7	345.5
13.3	8.7	8.7	6.5	6.5	6.5	76.6	221.8	456.5	35.7	53.3	101.8
11.9	14.8	10.0	0.0	0.0	0.0	358.1	500.0	622.2	356.2	425.1	452.0
9.5	7.6	5.1	0.0	0.0	0.0	18.8	62.7	38.9	4.7	8.5	6.0
7.1	7.5	7.4	0.0	0.6	0.6	35.1	202.3	177.4	16.6	109.5	78.1
7.6	8.5	7.9	0.0	0.0	0.0	781.8	1359.0	1357.0	538.1	962.9	976.7
13.8	15.0	18.7	0.0	...	0.0	1674.3	3309.5	3858.7	1368.2	2804.9	3064.2
6.1	7.3	9.5	0.0	...	4.5	12.4	36.1	33.9	2.7	10.0	14.7
16.2	18.4	22.5	83.7	86.0	87.3	4560.1	7957.3	10246.1	2015.1	3861.8	5139.3
14.3	16.9	19.8	27.4	45.2	56.8	687.6	1026.0	1591.5	285.7	615.6	1127.4
6.1	8.0	10.2	0.0	...	0.0	29.7	76.9	98.8	13.9	36.9	42.8
9.7	6.8	5.3	0.0	0.0	0.0	48.7	100.1	105.7	36.3	55.1	65.0
11.9	8.2	1.4	34.6	32.2	31.1	350.9	926.7	94.2	160.9	350.9	15.0
7.5	7.9	9.5	19.7	39.6	37.0	18.8	78.2	129.6	6.6	31.0	63.0
7.5	3.8	-	0.0	0.0	0.0	25.2	67.5	-	12.8	15.2	-
14.9	4.7	6.9	0.0	0.0	0.0	24.5	54.4	67.6	10.9	12.3	26.1
-	15.2	15.2	...	...	...	-	91.2	110.1	-	23.5	56.9

附录-1-3　部分国家健康保险的情况

单位：%

国家	公共和初级私人健康保险总额(占人口的百分比)				政府/社会健康保险-全面保健(占总人口的百分比)			
	2015	2016	2017	2018	2015	2016	2017	2018
德国	100.0	100.0	100.0	-	89.2	89.3	89.4	-
日本	100.0	100.0	100.0	-	100.0	100.0	-	-
英国	100.0	100.0	100.0	100.0	100.0	100.0	100.0	100.0
美国	90.9	91.2	90.8	90.6	35.6	36.3	35.9	34.0
瑞典	100.0	100.0	100.0	100.0	100.0	100.0	100.0	100.0
荷兰	99.8	99.9	99.9	99.9	99.8	99.9	99.9	99.9
芬兰	100.0	100.0	100.0	100.0	100.0	100.0	100.0	100.0

附录-1-4　部分国家私人健康保险的情况

单位：%

国家	初级私人健康保险(占总人口的百分比)				补充私人健康保险(占总人口的百分比)			
	2015	2016	2017	2018	2015	2016	2017	2018
德国	10.8	10.7	10.6	-	23.1	23.2	23.7	-
美国	55.3	54.9	54.9	54.5	7.7	8.1	8.0	8.2
荷兰	0.0	0.0	0.0	-	84.1	84.3	84.1	83.6
芬兰	0.0	0.0	0.0	0.0	20.2	21.0	21.0	21.9

附录-1-5　部分国家所有融资计划下支出的情况

单位：%

国家	当前的卫生支出(所有职能)占国内生产总值份额				长期护理占国内生产总值份额				预防保健占国内生产总值份额			
	2015	2016	2017	2018	2015	2016	2017	2018	2015	2016	2017	2018
德国	11.1	11.1	11.2	11.2	1.8	1.9	2.1	-	0.3	0.3	0.3	-
日本	10.9	10.8	-	-	2.0	2.0	-	-	0.3	0.3	-	-
英国	9.9	9.9	9.8	10.0	1.8	1.8	1.8	1.8	0.5	0.5	0.5	0.5
美国	16.7	17.0	17.0	16.9	0.9	0.9	0.9	0.8	0.5	0.5	0.5	0.5
荷兰	10.3	10.3	10.1	10.0	2.7	2.6	2.6	2.7	0.4	0.4	0.3	0.3
芬兰	9.6	9.4	9.2	9.0	1.8	1.7	1.6	1.6	0.4	0.4	0.4	0.4

附录-1-6　部分年份香港相关统计指标概况

指　　标	2015	2016	2017	2018	2019
年中人口(万人)	729.1	733.7	739.2	745.1	750.7
粗出生率(‰)	8.2	8.3	7.7	7.2	7.0
粗死亡率(‰)	6.3	6.4	6.3	6.4	6.5
劳动人口(万人)	390.3	392.0	394.7	397.9	396.6
劳动人口参与率(%)	61.1	61.1	61.1	61.2	60.6
就业人数(万人)	377.4	378.7	382.3	386.7	385.0
本地生产总值(亿港元)	25996.0	26560.0	27567.0	28352.0	27997.0
人均本地生产总值(港元)	356532.0	362017.0	372941.0	380507.0	372930.0
本地居民总收入(亿港元)	24427.0	25530.0	27749.0	29700.0	30138.0
人均本地居民总收入(港元)	335010.0	347986.0	375412.0	398601.0	401450.0

注：数字以相应的财政年度数据为根据。

附录-1-7　部分年份澳门相关统计指标概况

指　　标	2015	2016	2017	2018	2019
年中人口(万人)	64.3	65.3	64.8	65.9	67.2
粗出生率(‰)	11.0	11.0	10.1	9.0	8.9
粗死亡率(‰)	3.1	3.4	3.3	3.1	3.4
劳动人口(万人)	40.4	39.7	38.7	39.2	39.5
劳动力参与率(%)	73.7	72.3	70.8	70.9	70.3
就业人口(万人)	39.7	39.0	38.0	38.5	38.8
本地生产总值(亿澳门元)	3865.5	3837.7	4217.1	4446.7	4237.2
人均本地生产总值(万澳门元)	60.3	59.4	65.0	67.3	62.9

附录-1-8　部分年份台湾相关统计指标概况

指　　标	2015	2016	2017	2018	2019
户籍登记人口数(万人)	2349.0	2354.0	2357.0	2359.0	2360.0
人口自然增长率(‰)	2.1	1.5	1.0	0.4	0.1
性别比(女=100)	99.4	99.1	98.9	98.6	98.4
劳动力人口(万人)	1163.8	1172.7	1179.5	1187.4	1195.0
劳动力参与率(%)	58.7	58.8	58.8	59.0	59.2
全民健保参保人数(万人)	2374.0	2381.0	2388.0	2395.0	2402.0
本地生产总值(新台币亿元)	170551.0	175553.0	179833.0	183429.0	188986.0
本地居民生产总值(新台币亿元)	174947.0	180064.0	184307.0	187577.0	193493.0
人均本地居民生产总值(新台币元)	745634.0	765711.0	782437.0	795489.0	820143.0